Lisa Vogel

Hirngespinste

Lisa Vogel

HIRNGESPINSTE

MEIN LEBEN MIT ADHS

KOMPLETTMEDIA

Klimaneutral
Druckprodukt
ClimatePartner.com/13336-1905-1001

MIX
Aus verantwortungs-
vollen Quellen
FSC® C106954
www.fsc.org

Originalausgabe
2. Auflage 2023
Verlag Komplett-Media GmbH
2023, München
www.komplett-media de
ISBN: 978-3-8312-0626-1
Auch als E-Book erhältlich

Begleitlektorat: Theda Bader, Berlin
Lektorat: Katrin Fillies, Hamburg
Korrektorat: Redaktionsbüro Diana Napolitano, Augsburg
Umschlaggestaltung: FAVORITBUERO, München
Layout: Heike Kmiotek, Düsseldorf
Satz: Buch-Werkstatt GmbH, Bad Aibling
Druck & Bindung: Druck Styria GmbH & Co KG
Gedruckt in der EU

Aufgrund der besseren Lesbarkeit haben wir uns in diesem Buch dafür entschieden, abwechselnd und ausgewogen sowohl die weibliche als auch die männliche Form zu verwenden, um anzuzeigen, wie wichtig uns ein diverses Bild unserer Gesellschaft ist. Anderweitige Geschlechteridentitäten werden dabei ausdrücklich mitgemeint.

VORWORT

Ich dachte mein Leben lang, ich sei »anders«, aber nicht anders genug.

Mit 27 Jahren wurde bei mir ADHS diagnostiziert, und zwei Jahre später fing ich an, darüber auf Instagram zu schreiben – zunächst nicht über meine Geschichte, sondern über die harten Fakten. Stundenlang habe ich Studien gewälzt, zuerst, um selbst die Neurobiologie und psychologischen Vorgänge von ADHS zu verstehen, und dann, um sie in hübsche Häppchen verpackt dem Internet zugänglich zu machen. Dabei hatte ich stellenweise krasse Aha-Erlebnisse, sodass ich immer mehr wissen wollte, um noch mehr zu verstehen.

Ziemlich schnell schlossen sich mir viel mehr Leute an, als ich jemals gedacht hätte. Ein bisschen wie im Traum war ich nach ein paar Wochen bereits im Fernsehen zu sehen und hatte weitere Anfragen in meinem Postfach. Als eher introvertierter Mensch war mir die Aufmerksamkeit zuerst gar nicht recht, bis ich begriff, woher dieses plötzliche Interesse kommt. Und mir klar wurde, dass meine Geschichte die von vielen ist: eine Frau, die erst im Erwachsenenalter ihre Diagnose ADHS erhält, nachdem sie ein Leben lang mit Depressionen und Ängsten zu tun hatte, immer mit dem diffusen Gefühl, nirgendwo wirklich reinzupassen, anders zu sein, aber nicht anders genug. Für Depressionen nicht depressiv genug, für Ängste eigentlich zu risikofreudig, für die Gesellschaft zu unangepasst, für die Unangepassten aber nicht unangepasst genug.

Ich baue Türmchen auf bereits viel zu volle Müllbeutel. Ich fange zehn Aufgaben an und beende keine davon. Wäsche schafft es bei mir grundsätzlich nicht rechtzeitig in den Trockner, geschweige denn zurück in den Kleiderschrank. Wenn ich am Nachmittag einen Termin habe, kann ich vorher nichts anderes anfangen. Meine Gedanken fahren ständig Achterbahn – und zwar verschiedene, gleichzeitig. Schon als Kind löste ich nicht nur einmal wegen falsch angeschalteter Herdplatten oder vergessener Küchenutensilien im Backofen fast einen Wohnungsbrand aus. Ich lese alles über die Aufzucht von Urzeitkrebsen, während ich eigentlich ein wichtiges Projekt fertig machen muss – am liebsten würde ich dann Urzeitkrebse zu meinem Beruf machen, nur um zu merken, dass diese in zwei Tagen wieder ekelhaft langweilig sind. Über die Idee, ein ganzes Buch zu schreiben, lacht ein kleiner Kobold in meinem Kopf immer noch.

Das krasseste Gefühl der Welt ist es, dem Internet Dinge zu erzählen, die ich nicht mal meinem Therapeuten erzählt habe, und Tausende Leute lassen mich wissen, dass es ihnen absolut genauso geht. Es war also klar: Wenn ich meine Geschichte erzähle, geht es nicht um mich, es geht um uns. Die Geschichte von vielen sichtbar machen, sichtbar werden. In erster Linie für die Betroffenen. Viele von uns haben dabei das erste Mal in ihrem Leben das Gefühl von Gemeinschaft und sind das erste Mal nicht zu »anders«, sondern genau richtig. Aber ebenso wichtig ist es, für die Angehörigen und die Gesellschaft sichtbar zu werden, denn es gibt noch zu viele Vorurteile über ADHS. Sie existieren in den Köpfen von Eltern, von Lehrpersonal, sogar von Ärzten und Ärztinnen.

Deswegen habe ich vor Kurzem meinen Job hingeschmissen – ein Schritt in die riesige Ungewissheit, um meine Geschichte zu erzählen. Für jemanden, der eine Rechnung frühestens nach der ersten Mahnung bezahlt, klingt eine Selbstständigkeit vielleicht erst mal nicht nach der besten Idee, aber man wächst ja mit seinen Aufgaben, oder so. Natürlich bekomme ich – auch dafür – jeden Tag tolle Tipps, wie:

Mach doch einfach das, oder tu doch einfach dies, dann läuft das schon. Was »einfach« ist, entscheiden aber nicht du oder ich. Für mich entscheidet das mein Gehirn, und dabei ist oft auch egal, was gerade eigentlich wichtig wäre. Deswegen werdet ihr in diesem Buch selten das Wort »einfach« lesen – denn für ADHS-Betroffene kann es beispielsweise total einfach sein, sich komplexes Fachwissen in kurzer Zeit anzueignen, aber schwierig bis unmöglich, einen Brief zu öffnen.

In diesem Buch beziehe ich mich häufig auf meine eigenen Erfahrungen sowie auf die Erfahrungen aus meiner Community. Nicht jede*r

ADHS-Betroffene ist so chaotisch wie ich, nicht jedes Symptom ist gleich ausgeprägt. Kennt man einen Betroffenen, dann kennt man eben genau einen. Trotzdem spreche ich öfter von »wir«, und davon darf sich gerne jede*r angesprochen fühlen, die/der sich in meinen Erzählungen wiederfindet – ganz unabhängig von einer fachärztlichen Diagnose. Doch auch allen, die sich hier nicht wiederfinden, aber beim Lesen vielleicht an ein Familienmitglied, einen Freund, eine Schülerin oder jemand anderen denken, gebe ich hier einen Einblick in mein – in »unser« – Gehirn.

Ich gehe auf die Vorurteile ein, die ich selbst hatte und die mich davon abhielten, mich mit ADHS zu beschäftigen. Und auf Sätze, die ich selbst sagte, und die ich heute schwer aushalten kann. Deswegen möchte ich auch niemanden anprangern, der einen dieser Sätze schon gesagt oder zumindest gedacht hat. Vielmehr möchte ich über Mythen aufklären und dazu beitragen, dass sich Menschen gesehen und verstanden fühlen.

DARÜBER, wie ich in diesem Buch über ADHS spreche:

Viele Menschen sind sich unsicher, was die richtige Wortwahl angeht, deswegen erkläre ich kurz, wie ich es mache: Ich spreche von ADHS und nicht von AD(H)S oder ADS. Ich weiß, dass viele Betroffene – vor allem Frauen – sich mit dem H für Hyperaktivität nicht identifizieren können oder wollen. In den allermeisten Fällen ist die Hyperaktivität jedoch vorhanden, auch wenn man sie nicht immer als solche wahrnimmt. Außerdem werde ich vorrangig das Wort »Störung« oder »Stoffwechselstörung« benutzen, dafür aber Worte wie »Krankheit« oder »Erkrankung« vermeiden. Ausführlicher gehe ich auf die Wortwahl im Kapitel »Ist ADHS eine Krankheit oder eine Superkraft?« ab Seite 32 ein.

»ADHS

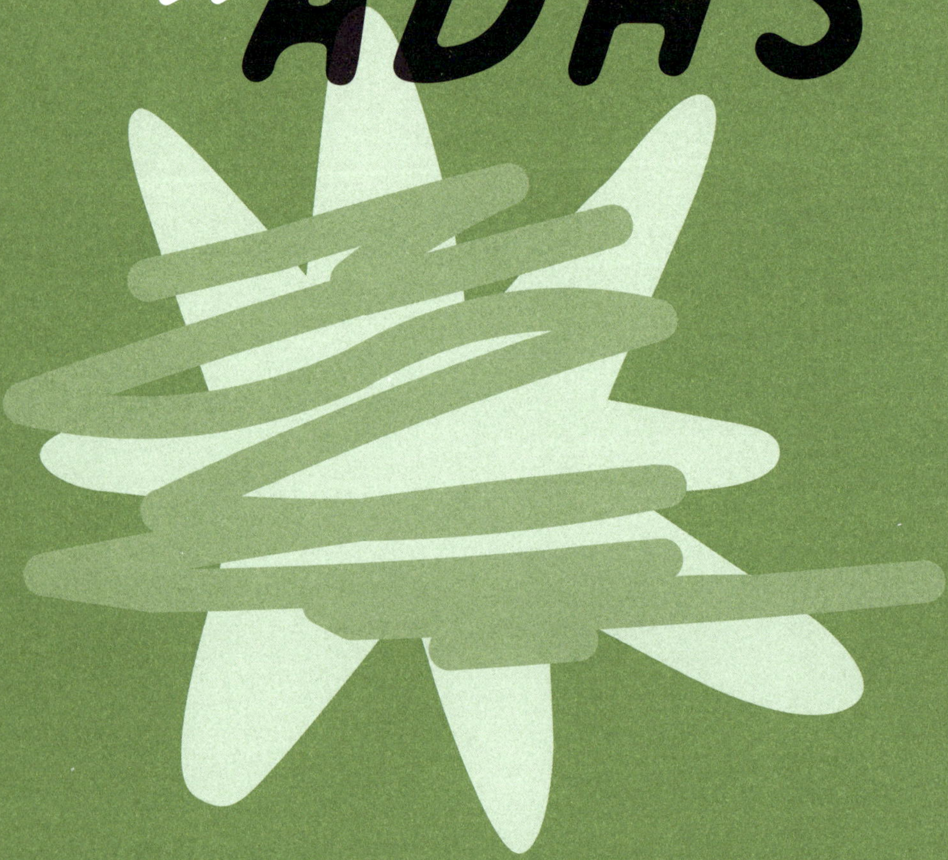

gibt es NICHT!«

Diesen Satz hört man am häufigsten noch mit dem Nachsatz: »Das ist eine Erfindung der Pharmaindustrie, hat der Erfinder von ADHS selbst auf dem Sterbebett zugegeben.« Und häufig hört man ihn genau dann, wenn man sich offenbart: ICH HABE ADHS. Feingefühl? Läuft!
Denn was suggeriert diese Aussage zuerst? »Du hast dich geirrt!«, »Du lügst!« oder »Du bist falsch!«. Dabei kann man heutzutage wunderbar belegen: ADHS gibt es, und wir verstehen mittlerweile auch die Zusammenhänge davon.

Was ist ADHS überhaupt? Und was passiert da im Kopf?

Die Abkürzung ADHS steht für Aufmerksamkeits-Defizit-Hyperaktivitäts-Störung, und obwohl diese Bezeichnung seit 1978 kursiert, ist man sich in Fachkreisen sowie unter Betroffenen bis heute uneinig, was da denn nun gestört ist.

Die offiziellen Diagnosekriterien drehen sich um die drei Überbegriffe:

1. AUFMERKSAMKEITSDEFIZIT
2. IMPULSIVITÄT
3. HYPERAKTIVITÄT

Aber im Austausch mit Betroffenen wird klar: Ganz so einfach ist das nicht. Bei vielen gehen die Symptome weit über diese drei Überbegriffe hinaus, während sich andere zum Beispiel mit Hyperaktivität oder Impulsivität überhaupt nicht identifizieren können.

Seit 1978 wird ADHS bei Kindern diagnostiziert und als Krankheit behandelt. Man ging jedoch davon aus, dass sich mit Abklingen der Pubertät die Symptome weitestgehend verwachsen. Erst seit 2003 wird in Deutschland offiziell anerkannt, dass ADHS auch im Erwachsenenalter bestehen kann. Erst seit 2011 dürfen Ärzte übrigens auch Erwachsenen Medikamente gegen ADHS-Symptome verschreiben.

Nicht verwunderlich ist es deshalb, dass wir mit vielen Fragen rund um ADHS noch am Anfang stehen: Es unterscheiden sich nicht nur die Symptome von Kindern und Erwachsenen oft maßgeblich, auch hat man sich mit einer vermeintlich vorübergehenden Kinderkrankheit wissenschaftlich nicht wirklich intensiv beschäftigt. ADHS wird immer noch hauptsächlich bei Jungen mit durchschnittlich neun Jahren diagnostiziert, und wir beginnen gerade erst, das Image des »Zappelphilipp« aufzulösen. Klar ist auch: Wenn man einen Neunjährigen fragt, welche Auswirkungen ADHS auf sein Leben hat, würde man unter Umständen nicht dieselbe Antwort bekommen wie von einer 30-jährigen Frau. In den seltensten Fällen haben Neunjährige einen Job, eine Beziehung oder ein eigenes Bankkonto. Deshalb stehen in der Fachliteratur häufig Probleme mit schulischen Leistungen im Vordergrund. Die Frage: »Was passiert da überhaupt im Gehirn?« wurde schlichtweg viele Jahre nicht gestellt, weil man davon ausging, dass ADHS sich irgendwann in der Jugend verwächst. Die momentan wissenschaftlich vorherrschende Theorie zu dieser Frage hängt unter anderem mit den Neurotransmittern im Gehirn zusammen.

Aber ganz von vorn: Neurotransmitter werden auch Botenstoffe genannt. Sie übernehmen wortwörtlich die Botengänge in unserem Körper. An jedem Blick, an jeder Bewegung und an jedem Gedanken sind Neurotransmitter beteiligt. Wenn du dein Bein bewegst oder dir in den Finger schneidest, leiten sie alle Informationen an dein Nervensystem weiter. Wenn dir eine Person begegnet, die du kennst, rast dieses Bild in Windeseile über das Sehzentrum ins Erinnerungszentrum und zu den Emotionen, beispielsweise, wenn eine Entscheidung getroffen werden muss. Wenn du verliebt bist, spürst du eine regelrechte Explosion an Neurotransmittern: Alles kribbelt, die Gedanken spielen verrückt und du schwebst auf Wolke sieben. Wenn du traurig bist, werden die Körperfunktionen und das Immunsystem zurückgefahren – auch daran sind die kleinen Postboten des Nervensystems beteiligt. Neurotransmitter haben extrem viel zu tun: Hunger, Durst, Schlaf, Stress, Motivation, Lust, die Lernfähigkeit, der Blutdruck und die Körpertemperatur werden von ihnen beeinflusst.

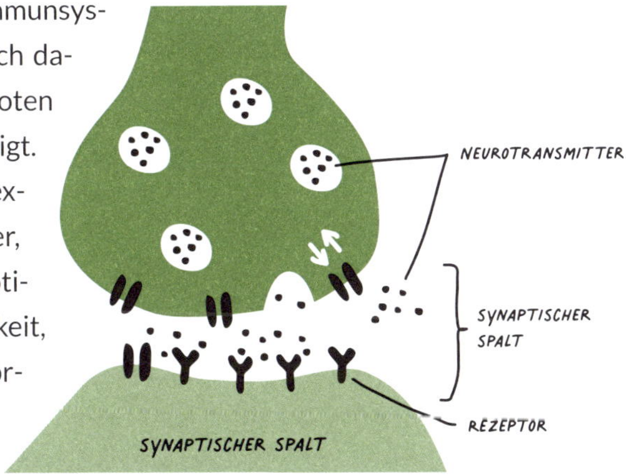

Der wichtigste Neurotransmitter bei ADHS heißt Dopamin. Aber Moment, ist das nicht das so bekannte Glückshormon? Dopamin ist sowohl ein Hormon als auch ein Neurotransmitter. Dabei steuert Dopamin nicht nur unser Belohnungszentrum, sondern auch unsere Motivation, Aktivität und unseren Antrieb. Die vorherrschende Meinung war eine Zeit lang, dass es sich bei ADHS um einen klassischen Dopamin-Mangel handeln muss. Dieser kann sich unter anderem in Form von Antriebslosigkeit, schwindender Konzentration und fehlender Motivation sowie Müdigkeit und Gedächtnisproblemen äußern. Die Behandlung einer Mangelerscheinung war aber wenig erfolgreich. Also hat man genauer hingeschaut und festgestellt, dass Dopamin im ADHS-Hirn zwar in ausreichender Menge produziert werden kann, aber dem Nervensystem trotzdem nicht zur Verfügung steht. Das Problem ist also nicht die Dopaminproduktion oder -menge, sondern höchstwahrscheinlich eine Veränderung im Dopamin-Transporter-Gen – wodurch Dopamin deutlich schneller abgebaut wird als bei Menschen ohne diese Veränderung.

GEWUSST? Dopamin gilt häufig als das ultimative Glückshormon, dabei hat es mit Glück gar nicht so viel zu tun, wie man denken würde. Eigentlich ist Dopamin nämlich unser »Motivationshormon« – es sorgt (wenn es in ausreichender Menge vorhanden ist) dafür, dass wir Aufgaben angehen und löst das Gefühl von Vorfreude in uns aus.

Und nicht nur das. Man hat außerdem eindeutig nachweisen können, dass die vorderen Hirnabschnitte bei ADHS-Betroffenen deutlich schlechter durchblutet werden und außerdem kleiner sind. Um das mal zu sehen, habe ich an einer MRT-Studie zu ADHS bei Erwachsenen teilgenommen und siehe da – es stimmt! Aber Achtung: Das ist nicht bei allen Betroffenen gleichermaßen ausgeprägt und gilt deshalb nicht als Diagnosekriterium. Aber wer kann zu Fotos vom eigenen Gehirn schon nein sagen?

Diesen vorderen Bereich im Gehirn nennt man den präfrontalen Kortex. Was erst mal sehr kompliziert klingt, ist eigentlich ganz einfach: Dieses präfrontale Dingsbums ist ein Teil des Frontallappens, also dem Teil des Gehirns, der direkt hinter der Stirn liegt. Und obwohl er größentechnisch nur etwa zehn Prozent des Gehirns ausmacht, ist der präfrontale Kortex einer der wichtigsten Teile des Organs. Hier findet unter anderem die Aufmerksamkeit statt, störende Geräusche oder Sinneseindrücke werden unterdrückt und zukünftige Handlungen werden geplant – und zwar nicht nur der nächste Urlaub auf dem Kreuzfahrtschiff, sondern auch simple Tätigkeiten wie Zähneputzen oder den Müll rausbringen. Außerdem sitzen hier ein Teil des Kurzzeitgedächtnisses sowie komplexere Dinge wie das Zeitgefühl, Sozialverhalten oder Schamempfinden einer Person.

Theoretisch kann man ohne den präfrontalen Kortex leben, weil er nicht für überlebenswichtige Körperfunktionen verantwortlich ist (wie zum Beispiel für das Atmen). Wenn dieses Hirnareal aber durch einen Unfall oder eine Krankheit beschädigt wird, ist ein normales Leben nicht mehr möglich, denn sämtliche Fähigkeiten gehen verloren, man wäre nicht mehr in der Lage, die einfachsten Alltagsaufgaben zu übernehmen, wäre teilnahmslos und apathisch und würde Reize von außen nur noch sehr entfernt wahrnehmen.

ADHS-Betroffene leben aber nicht ohne, sondern mit einem anders aufgebauten präfrontalen Kortex. Deshalb sind wir auch nicht gänzlich lebensunfähig und die Andersartigkeit zeigt sich etwas subtiler. Der andere Aufbau eines ADHS-Gehirns kann für Betroffene unterschiedliche Auswirkungen haben: Während einige im alltäglichen Leben gut zurechtkommen, haben andere Schwierigkeiten in allen Lebensbereichen, wie

Arbeit, Haushalt, Familienleben, Selbstbild, soziale Beziehungen ... Man kann eigentlich sagen, dass an fast allem, woran unser Gehirn beteiligt ist, auch ADHS beteiligt sein kann. Warum sich die Veränderungen so unterschiedlich auswirken, kann man nur mutmaßen.

Ich habe mehr Jahre meines Lebens ohne das Wissen um mein ADHS gelebt als mit, und trotzdem ist mir rückblickend total klar, dass diese andere Art des Hirnstoffwechsels immer da war. Ich empfinde das nicht als besonders negativ oder besonders positiv, aber als besonders wichtig und irgendwie befreiend. Für meinen Hirnstoffwechsel kann ich nichts – ich bin also nicht einfach zu faul, zu blöd, zu sprunghaft oder zu viel.

Welche Symptome hat ADHS?

Grundsätzlich wird ADHS seit 1998 in drei verschiedene Typen unterschieden:

1. DEN VORWIEGEND UNAUFMERKSAMEN TYP
2. DEN VORWIEGEND HYPERAKTIV-IMPULSIVEN TYP
3. EINEN MISCHTYP AUS DEN BEIDEN

Wie der Name schon sagt, hat der vorwiegend unaufmerksame Typ vor allem Probleme mit der Aufmerksamkeit und Konzentration. Es wird häufig auch vom »verträumten Typ« gesprochen, weil es gerade bei Kindern auffällig ist, dass sie in ihrer eigenen Welt leben. Sie fallen in der Schule auf, weil sie mehr aus dem Fenster schauen, als dem Unterricht zu folgen, sie vergessen beim Spielen oder Lesen Raum und Zeit und fangen bei Gesprächen oft aus dem Nichts an, das Thema zu wechseln. Außerdem neigen sie eher dazu, sich zurückzuziehen oder wirken desinteressiert an dem, was um sie herum passiert.

Im Erwachsenenalter wird der vorwiegend unaufmerksame Typ – insbesondere bei einer undiagnostizierten ADHS – eher als faul und teilnahmslos wahrgenommen. Die Diagnose lautet dann häufig Depression oder Angststörung. Dazu kommen aber meist unerkannt die ADHS-Symptome, sodass im Kopf des Träumertyps ein regelrechter Kampf abläuft. Denn nur, weil man die Hyperaktivität bei diesem Typ nicht sehen kann, heißt es nicht, dass sie nicht existiert: Entsprechend häufig hat er ein Problem damit, Ordnung in den eigenen vier Wänden zu halten.

So unterschiedlich wie wir Menschen sind, so unterschiedlich und komplex können die Symptome von ADHS im Erwachsenenalter sein. Wie bereits erwähnt, unterscheidet man in der offiziellen Diagnostik zwischen den drei Kernsymptomen 1. Aufmerksamkeitsdefizit, 2. Impulsivität und 3. Hyperaktivität. Alle drei werden dann noch in jeweils mehrere Symptome unterteilt:

Symptome, die das **Aufmerksamkeitsdefizit** betreffen, sollten vom Namen her eigentlich relativ klar sein – sind es aber nicht. Das »Defizit« bei der Aufmerksamkeit ist nämlich eigentlich ein irreführender Begriff, denn wortwörtlich ist ein Defizit ein Mangel an etwas. Uns mangelt es aber gar nicht an Aufmerksamkeit, sie wird nur anders gelenkt, als es von uns erwartet wird. Die meisten Menschen mit ADHS können sehr konzentriert bei einer Sache sein und extrem zerstreut bei einer anderen.

Dadurch, dass die Aufmerksamkeit größtenteils im präfrontalen Kortex und durch den Neurotransmitter Dopamin gesteuert wird, beschränkt sie sich häufig auf Reize, bei denen viel Dopamin ausgeschüttet wird. Das sind vor allem Dinge, die als neu oder aufregend wahrgenommen werden, die dringend sind oder die wir als interessant wahrnehmen. Das Defizit von Aufmerksamkeit entsteht also dann, wenn etwas langweilig wird, sich wiederholt oder wenn wir etwas erst »irgendwann« erledigen müssen.

Zum fälschlicherweise sogenannten Aufmerksamkeitsdefizit gehört aber auch noch eine übersteigerte Vergesslichkeit. Für viele Betroffene ist das eins der größten Probleme im Alltag. Außenstehende empfinden sie oft als nervig oder sogar irgendwie lustig. Bei vielen ist die

Vergesslichkeit aber so schlimm, dass sie subjektiv das Gefühl haben, an Demenz zu leiden. Denn nicht nur das Kurzzeitgedächtnis ist häufig schlecht, auch wichtige Lebensereignisse verschwimmen schnell und können nicht gut erinnert werden. Wir verpassen wichtige Termine, vergessen, Rechnungen zu bezahlen oder die Geburtstage unserer Liebsten. Wir vergessen aber auch, Routinen einzuhalten, die Pizza im Ofen oder einen wichtigen Gedanken, kurz bevor wir ihn aufschreiben konnten. Vergesslichkeit wird häufig mit erhöhter Ablenkbarkeit erklärt, also dass jeder Gedanke so schnell durch einen neuen ersetzt wird, dass uns entfällt, was vorher war. Neueste Studien deuten allerdings darauf hin, dass Erinnerungen und Gedanken durch fehlende Neurotransmitter häufig falsch oder gar nicht im Gehirn weitertransportiert werden können, also nicht oder nicht richtig »abgelegt« werden.

Außenstehende nehmen Menschen mit dem Aufmerksamkeitsdefizit also häufig als verträumt oder leicht verwirrt wahr. Aus Betroffenenperspektive fühlt es sich aber oft wie ein Wettlauf gegen seine eigenen Gedanken an, denn nicht wir selbst haben sie in der Hand, sondern unsere Neurotransmitter.

In meiner Kindheit hat es wie gesagt in meinem Elternhaus nicht nur einmal wegen mir gebrannt: Die falsche Herdplatte einschalten und vergessen führt bei einem Plastiksieb dazu, dass es schmilzt und in den Atemwegen brennt und bei einem Spültuch, dass es Feuer fängt. Beim angeschmorten Wasserkocher kann es übrigens zu einem Kurzschluss kommen. Aber nicht nur die direkte Umgebung wurde von mir in Mitleidenschaft gezogen, sondern auch ich selbst. In meiner Schule gab es niemanden, der so häufig verletzt war wie ich: Beim Kartoffeln Reiben musste die Fingerkuppe dran glauben, mehrere Narben von Platzwunden in Augenbrauen und Lippen durch unachtsames Kopfstoßen werden heute von Make-up überdeckt, Verbände, Krücken und Schienen bewahre ich eher griffbereit auf. Das klingt erst mal lustig, und oft kann ich auch selbst drüber lachen. Aber nie, ohne auch mal mehr, mal weniger frustriert zu sein und mich zu fragen: »Wie konnte das denn jetzt schon wieder passieren?«

Ein weiteres Diagnosekriterium ist die **Hyperaktivität**, worunter sich die meisten einen zappeligen kleinen Jungen vorstellen, der nicht stillsit zen kann und ständig unter Strom steht. Diese Art der Hyperaktivität – wie sie häufig (aber nicht immer) bei Kindern auftritt – ist bei Erwachsenen aber extrem selten. Zwar zeigt sich die Hyperaktivität auch bei Erwachsenen hin und wieder durch Bewegungsdrang oder Probleme, still zu sitzen – mittlerweile ist man sich aber einig, dass der Großteil der Hyperaktivität bei ADHS im Kopf stattfindet. Die physische Reaktion ist eigentlich ein gesunder Kompensationsmechanismus des Körpers bei innerer Unruhe oder anders gesagt: Stress.

Die ständige innere Unruhe, rasende Gedanken und negative Einflüsse aus der Umgebung lösen akuten Stress aus, der auf kurz oder lang zu chronischem Stress wird. Dieser kann sich für Außenstehende als Bewegungsdrang bemerkbar machen: wippen mit den Füßen, klopfen mit den Händen, umherlaufen und irgendwie »getrieben sein«. Noch häufiger zeigt sich chronischer Stress für den Betroffenen aber ganz anders: Müdigkeit, Abgeschlagenheit, Reizbarkeit und Schlafstörungen sind nur einige der Symptome. So kann es sein, dass aus einem hyperaktiven Kind ein zurückgezogener, permanent müder Erwachsener wird, der dann fälschlicherweise mit Depressionen diagnostiziert wird. Dabei handelt es sich meistens um eine Folge der Hyperaktivität.

Auch ich war eins dieser hyperaktiven Kinder, war ständig auf Achse, immer auf der Suche nach dem nächsten Abenteuer. Ich schlief wenig und kletterte, schwamm und rannte viel. Fremden Leuten erzählte ich regelmäßig Geschichten wie ein unaufhaltsamer Wasserfall und störte in der Schule den Unterricht durch meine ungefragten Redebeiträge. Je älter ich wurde, desto mehr wurde aus dem aufgeweckten Kind erst eine zuruckgezogene Jugendliche und später eine depressive Erwachsene. Mein Bewegungsdrang äußerte sich nur in Form von ständigem Fußwippen, Fingertrommeln oder indem ich Dinge kaputtfummelte, die in meiner Jackentasche waren. Niemals hätte mich jemand als »hyperaktiv« bezeichnet. Erst mit 30 Jahren – mit dem Wissen um meine Andersartigkeit – kommt das aufgeweckte Kind in mir immer wieder zum Vorschein.

Das dritte Diagnosekriterium ist die **Impulsivität**. Diese zeigt sich durch vielfach unüberlegte Entscheidungen, häufige Gereiztheit bis hin zu kurzen Wutausbrüchen und einer intensiven Ungeduld. Impulsivität kann bei ADHS sehr stark ausgeprägt sein, aber eine Diagnose wird auch gestellt, wenn wenig bis keine impulsiven Symptome vorhanden sind. Während impulsive Handlungen bei Kindern eher normal sind, können sie einen im Erwachsenenalter in problematische Situationen bringen. Nicht nur macht man sich unbeliebt, wenn man ständig andere Menschen unterbricht oder anfährt, auch werden wichtige Lebensentscheidungen oft übereilt getroffen: Jobs werden spontan angenommen oder gekündigt, Beziehungen werden schnell begonnen und im selben Tempo wieder beendet, immer und immer wieder werden Impulskäufe getätigt, was zeitnah zur Überschuldung führen kann.

Das erklärt sehr gut, warum ich als gebürtige Dortmunderin nicht nur für drei Monate nach Aachen zog, sondern auch ganze sechs Monate im tiefsten bayerischen Dorf wohnte, bevor mir auffiel: »Ups, das war ja total unüberlegt und gar nicht mal so gut.« Ganz zu schweigen davon, dass ich von dort in eine Wohnung zog, die ich mir gar nicht leisten konnte. Aber nicht nur meine Wohnverhältnisse haben sich häufig radikal verändert: Eine neue Haarfarbe oder Haarschnitt muss grundsätzlich abends um 23 Uhr im heimischen Badezimmer umgesetzt werden, meine Jobs wollte ich jedes Mal nach der kleinsten Unstimmigkeit kündigen (habe es aber nur jedes zweite Mal gemacht), und ich schaffte mir einen Hund an, obwohl ich ihn mir damals weder finanziell noch zeitlich leisten konnte. Auch hier: Das klingt irgendwie lustig, und im Nachhinein kann ich sogar selber darüber lachen. Aber oft genug sah ich mich in diesen Situationen in einer schrecklichen Ausweglosigkeit, und das nur, weil ich schon wieder eine unüberlegte Entscheidung getroffen habe. Aktuell sind diese drei – Aufmerksamkeitsdefizit, Impulsivität, Hyperaktivität – die Hauptkriterien, wenn es um die ADHS-Diagnostik geht. Doch sowohl in der Wissenschaft als auch im Austausch mit Betroffenen werden noch zwei andere, besonders wichtige Symptome in Betracht gezogen, auf die ich gleich noch eingehen möchte.

Emotionale Dysregulation & exekutive Dysfunktion

EMOTIONALE DYSREGULATION benennt die mangelnde Fähigkeit, in bestimmten Situationen »gesellschaftlich angemessen« auf Emotionen zu reagieren oder auch diese Reaktionen zu steuern.
EXEKUTIVE FUNKTIONEN sind die »Funktionen der Ausführung«, also alles, was wir TUN wollen. Dazu gehört beispielsweise: mit Aufgaben anfangen können, ein Zeitmanagement und eine Flexibilität innerhalb von Aufgaben haben, das Arbeitsgedächtnis und Aufgaben beenden können.

Von himmelhochjauchzend nach zu Tode betrübt und wieder zurück, und das alles innerhalb einer Stunde – **emotionale Dysregulation** hat viele Gesichter, und das ist eines davon. Betroffene erleben häufig sehr intensive Emotionen, die aber auch schneller wieder verpuffen als bei Nicht-Betroffenen. Während wir in der einen Sekunde wegen einer Kleinigkeit an die Decke gehen, können wir uns im nächsten Moment schon fragen, was wir heute zu Abend essen wollen. Ablenkbarkeit spielt dabei eine große Rolle, denn Emotionen sind bei ADHS häufig unmittelbar mit der Situation verknüpft. Sobald wir diese verlassen, verlieren wir auch oft die extreme Gefühlsregung, die sie ausgelöst hat.

Ich kann ganz wunderbar eine sehr ernste Diskussion mit meinem Partner anzetteln, weil ich mich in dem Moment nicht geliebt genug fühle. Wenn dann aber mein Handy klingelt und meine Mutter anruft, kann es sein, dass ich nach dem Telefonat an der Diskussion, die gerade mal zehn Minuten her ist, gar kein Interesse mehr habe. Die negativen Gefühle sind wie weggewischt. Aber natürlich nur bei mir – mein Partner ist weiterhin im Streitgespräch-Modus. Andererseits kann es aber genauso sein, dass ich tagelang tieftraurig über einen abfälligen Kommentar eines Fremden bin und durch nichts und niemanden von dieser Trauer abgebracht werden kann. Und das ist es, was die emotionale Dysregulation so schwierig macht: Unser Umfeld kann oft nicht nachfühlen, warum unsere Reaktionen sich so unterscheiden und das führt bei Betroffenen relativ schnell zu dem Eindruck: »Meine Gefühle sind falsch!«

Ich fühle alles in Extremen. Ein neues Projekt ist nicht einfach ganz nett, sondern phänomenal. Ich kriege Herzrasen, wenn ich daran denke, kann nicht aufhören, anderen davon zu erzählen. Eine kleine Planänderung hingegen ist nicht nur etwas doof, sondern eine komplette Katastrophe. Dadurch wirken meine Reaktionen auf eher unbedeutende Alltagssituationen oft übertrieben oder kleinkariert. Ich liebe sofort mit allem, was ich habe und ich hasse inbrünstig. Meist gibt es nur schwarz und weiß, keine Graustufen.

Die Emotionen an sich unterscheiden sich natürlich nicht von denen, die in normalen Gehirnen stattfinden: Wut, Trauer, Freude, Angst – aber das in tsunamiartigen Wellen. Vor allem negative Gefühle werden deutlich stärker wahrgenommen und beeinflussen Betroffene dadurch auch deutlich stärker im Alltag. Man beobachtet das Symptom der emotionalen Dysregulation häufig schon bei Kindern, und auch im Erwachsenenalter wird es oft als kindisch empfunden. Wenn einem Kind das Eis herunterfällt und es einen mehrstündigen Wutanfall bekommt, ist das Äquivalent dazu, dass ich mehrere Tage über Rache nachdenke, wenn mein Partner die Spülmaschine nicht ausgeräumt hat.

Die **exekutive Dysfunktion** ist etwas komplexer. Wörtlich betrachtet hat man es hier mit einer Fehlfunktion in der Ausführung zu tun. Mit ausführenden Funktionen sind beispielsweise die Planung und Umsetzung von alltäglichen Aufgaben, sich auf Neues einstellen, Selbstmotivation ohne äußere Faktoren, Arbeitsgedächtnis und Zeitmanagement gemeint. Also alles, was wir brauchen, um uns einen groben Plan für den Tag, die Woche, den Monat oder das Leben zu machen. Die Exekutivfunktionen finden hauptsächlich im präfrontalen Kortex statt – wir erinnern uns: Das ist der Teil des Gehirns, der bei Menschen mit ADHS nicht nur schlechter durchblutet und weniger entwickelt sein kann, sondern der auch durch das Fehlen von Neurotransmittern weniger gut mit den anderen Hirnarealen kommuniziert. Nicht verwunderlich ist also, dass Aufgaben rund um die Planung und Durchführung bei uns häufig nicht oder nicht ausreichend funktionieren. Ein Kommentar, den wir dazu nahezu immer hören ist: »Na, dann mach dir doch eine To-do-Liste!« Doch dieser Rat könnte nicht weiter von unserer Realität entfernt sein. Die Voraussetzung für das Erstellen von To-do-Listen ist, dass ich weiß, welche Aufgaben überhaupt anstehen und welche davon wichtig sind. Wenn ich an einem Regentag eine solche Liste schreibe, kann es passieren, dass mein Hirn es gerade wichtig findet, dass die Fenster geputzt werden. Das muss allerdings warten, bis es nicht mehr regnet. Mein Gehirn hat diese Aufgabe aber als allerwichtigste Aufgabe des Tages eingestuft und deswegen kann ich jetzt nichts tun als warten, dass der Regen aufhört. Wenn das passiert, kann es aber sein, dass Fensterputzen an diesem Tag trotzdem zur unlösbaren Aufgabe wird, denn jetzt beginne ich zu überlegen: Was brauche ich überhaupt zum Fensterputzen? Was ist der erste Schritt? Mit welchem Fenster würde man anfangen und warum? Und wie lange dauert Fensterputzen überhaupt? Macht das überhaupt Sinn, genau jetzt Fenster zu putzen, wenn es doch morgen wieder regnen soll? All diese Gedanken habe ich leider nicht beim Fensterputzen, sondern bevor ich mit der Aufgabe überhaupt anfangen kann.

So kam es schon vor, dass ich erst um neunzehn Uhr völlig ausgelaugt anfing, die Fenster zu putzen, eine Stunde später wegen Dunkelheit wieder aufgab und am nächsten Tag merkte, dass nicht nur die Fenster streifig sind, sondern ich gestern auch die wichtige E-Mail nicht geschrieben und Oma nicht zum Geburtstag gratuliert habe – denn ich habe ja Fensterputzen priorisiert.

Eine weitere exekutive Funktion ist das Arbeitsgedächtnis, welches auch Kurzzeitgedächtnis genannt wird. Das Arbeitsgedächtnis speichert kurzfristige Informationen und Reize zwischen, um sie abzurufen und weiterzuverarbeiten. Die durchschnittliche Zeit, die ein Reiz dort verweilt, liegt bei 20 bis 45 Sekunden. Dann geht die Information entweder ins Langzeitgedächtnis über oder verschwindet im ewigen Nirwana der nicht weitergeführten Gedanken. Es läuft quasi die ganze Zeit nebenher mit, und wir schmeißen alle Gedanken und Außenreize zuerst einmal dort rein. Dann wird entschieden, ob die Information wichtig genug für unser Hirn ist, um sie zu speichern.

Bei vielen Menschen mit ADHS läuft der Prozess aber anders ab – das Arbeitsgedächtnis im Frontalhirn will oft nicht so, wie wir wollen. Eine Aufgabe kann damit beginnen, dass ich denke: »Wäsche waschen!« – also gehe ich los und sammle die Wäsche ein. Dafür muss ich auch ins Bad, wo ich sehe, dass das Waschbecken dreckig ist – das könnte man auch mal wieder putzen! Also gehe ich in den Flur zum Putzschrank, öffne ihn und sehe eine neue Packung Schwämme. Schwämme! Wann hab ich die eigentlich zuletzt ausgetauscht? Also gehe ich mit der Packung Schwämme bewaffnet in die Küche, um sie auszutauschen, sehe aber dort auch, dass sehr viel Geschirr herumsteht. Während ich also abspüle, fällt mir auf, dass mir Geschirrtücher fehlen. Klar, ich wollte ja auch eigentlich die Wäsche machen. Wie viel Zeit dabei vergangen ist – keine Ahnung, denn auch das Zeitgefühl ist eine exekutive Funktion.

Für Menschen mit ADHS gibt es nur zwei Zeiten: »jetzt« und »nicht jetzt«. Alles, was in der Vergangenheit oder Zukunft liegt, wird oft wie ein verwaschener Einheitsbrei an Zeit wahrgenommen. Auch das ist für die Planung von Aufgaben eine Katastrophe, denn wir wissen nicht, wie lange Aufgaben dauern, auch wenn wir sie schon hunderte Male ausgeführt haben. Mir passiert es immer wieder, dass ich zum Wäschewaschen eine Stunde einplane, für den Hundespaziergang (der immer eine Stunde dauert) aber nur eine halbe. Ich weiß nicht, wie lange meine letzte Mahlzeit her ist, mit meinem Partner bin ich »ganz frisch« zusammengezogen, und bis zu meinem wichtigen Termin habe ich noch Ewigkeiten Zeit. Wenn ich auf eine Uhr oder einen Kalender schaue, ist mir natürlich bewusst, dass ich gestern um neunzehn Uhr das letzte Mal gegessen habe, dass ich seit fast zwei Jahren mit meinem Partner zusammenwohne und mein wichtiger Termin morgen ist. In meinem Kopf fühlt sich das aber alles gleich weit weg an. Dieses Phänomen nennt man »Zeitblindheit« und die vorherrschende Theorie dazu ist, dass ein Gehirn Zeit misst, indem es unterbewusst Puls- und Atemfrequenz und Veränderungen von Licht und Temperatur wahrnimmt und damit ungefähr weiß, wie lange eine Minute, eine Stunde oder ein Tag dauert. Ein Gehirn mit exekutiver Dysfunktion und einem veränderten Neurotransmitter-Stoffwechsel kann diese Informationen aber nicht alle gleichzeitig verarbeiten und nimmt Zeit daher nur als vages Konstrukt wahr.

Daraus kann auch ein Symptom resultieren, das vielen Betroffenen als »Wartemodus« bekannt ist: Wenn wir einen Termin haben, der »später« stattfindet, dann können wir nicht genau einschätzen, wann dieser Zeitpunkt sein wird. Zusätzlich wissen wir nicht genau, wie lange wir für Aufgaben brauchen. Wenn ich also um sechzehn Uhr einen wichtigen Termin habe, dann ist die Wahrscheinlichkeit hoch, dass ich ab elf Uhr vormittags dasitze und … warte. Ich weiß nicht, ob ich es in der Zeit schaffe, die Küche aufzuräumen oder schnell einkaufen zu fahren. Um den Termin nicht zu verpassen, fange ich also lieber nichts Neues an.

EXEKUTIVE FUNKTIONEN: Arbeitsgedächtnis, Aufgaben anfangen, Organisation, Zeitmanagement, Flexibilität, Selbsteinschätzung, Fokus, Aufgaben beenden

Reizfilterstörung

In einem neurotypischen Gehirn funktioniert der Reizfilter so, dass jeder Impuls, der durch unsere Sinnesorgane wahrgenommen wird – also ein Geruch, ein Bild, ein Geräusch oder ein Gefühl – im Bruchteil einer Sekunde in »wichtig« oder »unwichtig« eingestuft wird. Dieser Vorgang ist essenziell dafür, dass Menschen aufmerksam bei ihrer Aufgabe bleiben können und generell nicht jeder Umweltreiz ungebremst auf uns einprasselt. So können Menschen sich in einer lauten Umgebung trotzdem unterhalten und auch weitersprechen, wenn ihnen plötzlich die Sonne ins Gesicht scheint. Weil der Reizfilter des Gehirns wie fast alles über Neurotransmitter funktioniert, bemerken ADHS-Betroffene laut einer Befragung zu 50 bis 70 Prozent starke Einschränkungen bei der Filterung von Umweltreizen. Sie können vom Gehirn also meistens nicht priorisiert und ein- oder ausgeblendet werden, sondern finden oft sehr intensiv und gleichzeitig statt. Im Café einem Gespräch folgen, obwohl zwei Tische weiter ein weiteres Gespräch stattfindet? Einen Text lesen, während in der Küche jemand mit Geschirr klappert? Bei einer Grillparty etwas essen, obwohl mir eigentlich viel zu warm ist? Jemandem zuhören, während am Nebentisch jemand penetrant nach Schweiß riecht? All diese Dinge sind für mich unmöglich. Vor allem laute oder recht plötzliche Geräusche, intensive Gerüche oder Lichter führen dazu, dass mein Gehirn sofort jegliche Denkarbeit unterbricht und sich nur noch auf die fälschlicherweise als superwichtig erachteten Sinneseindrücke fokussiert. Alles, was Menschen mit ADHS sehen und hören, ist erst mal wichtig. Daher kommt auch das typische »springen« zwischen Aufgaben, das unserem Umfeld oft als erstes auffällt.

Während ich diesen Text hier schreibe, ist mir eine trockene Stelle an meinem Schienbein aufgefallen und mein erster Impuls war, sofort aufzustehen und die Stelle mit einer Salbe zu behandeln. Nur weil ich gerade ganz bewusst das Thema Reizfilter im Kopf hatte, ist es mir gelungen, mich nicht augenblicklich darum zu kümmern – aber die Gedanken an die trockene Stelle und deren enorme Wichtigkeit wurden lauter und lauter, sodass ich das Schreiben schließlich doch unterbrach und dem Impuls des Eincremens nachgehen musste, obwohl die Stelle weder juckt noch spannt noch stört. Genauso ist es, wenn ich mich in Gesprächen bemühe, beim Thema zu bleiben und am Ende doch der Prioritätensetzung meines Gehirns nachgebe. Mir kommt es oftmals so vor, als würde ich mich tagelang im Kreis drehen und keinen Schritt vorankommen. Jede Aufgabe könnte an einem bestimmten Punkt brutal unterbrochen werden, und ob und wann das passiert, liegt nicht in meiner Hand. Das ist nicht nur für unser Umfeld anstrengend, sondern vor allem für uns selbst.

BEISPIELE FÜR REIZFILTERSCHWÄCHE: Lichtempfindlichkeit, Lärm-/Geräuschempfindlichkeit, Schreckhaftigkeit, Abneigung gegen viele Lebensmittel wegen ihres Geruchs, Geschmacks oder ihrer Textur, Probleme mit bestimmten Materialien (kratzige Kleidung, Etiketten, unbehandeltes Holz etc.), Temperaturempfindlichkeit, Schmerzempfindlichkeit

Einfacher ist es natürlich, wenn man die Möglichkeit hat, sich in einer ruhigen Umgebung mit möglichst wenig Ablenkung aufzuhalten. Den meisten Betroffenen geht es im eigenen Zuhause am besten, weil dort wenig unbekannte oder unvorhersehbare Reize auf sie einprasseln. Anders ist das natürlich in fremden Umgebungen, wie im Urlaub oder in der Stadt. Nicht selten kommt es vor, dass wir unterwegs überreizt werden und uns plötzlich Kopfschmerzen, Schwindel oder Übelkeit plagen. Eine andere Folge der Reizüberflutung ist, dass wir unvermittelt sehr wütend oder traurig werden. Auch Angstzustände oder Panikattacken können in solchen Situationen vorkommen. Daher werden ADHS-Betroffene schnell zu regelrechten »Stubenhockern«. Verabredungen werden abgesagt oder gar nicht erst vereinbart, Veranstaltungen mit vielen Menschen werden gemieden und so schlafen soziale Kontakte häufig ein.

Aber was passiert, wenn wir unsere Grenzen nicht beachten und immer wieder über sie hinaus gehen? Wie schon erwähnt, lebt das ADHS-Hirn von Dingen, die neu und aufregend sind. Deswegen – oft aber auch aus sozialem Druck – setzen wir uns doch häufig Situationen aus, in denen wir vielen Sinnesreizen ausgesetzt sind: Partys, Festivals oder Urlaube in ferne Länder versprechen in jedem Fall den nächsten Dopaminrausch. Wenn wir uns dort dann richtig wohlfühlen, viele neue Dinge sehen und das ADHS-Gehirn endlich wieder mehr Dopamin zur Verfügung hat, haben wir in vielen Fällen auch kein Problem mit Überreizung.

Wenn der erwartete Dopaminrausch aber ausbleibt und die Überreizung zu schlimm wird, kann das zu einem sogenannten Meltdown führen. Der Begriff stammt aus der Autismusforschung und bezeichnet eine Reaktion auf starke Anspannung, durch die unkontrolliertes Verhalten wie schreien oder unbändige Wutausbrüche ausgelöst werden, die in dem Moment vom Betroffenen nicht mehr gesteuert werden können. Es ist davon auszugehen, dass Meltdowns ebenso bei ADHS stattfinden. Das ist nicht unbedingt mit normalen Wutausbrüchen oder emotionaler Dysregulation zu vergleichen, sondern tritt häufig dann auf, wenn Stress, Überreizung, starke Emotionen oder die falsche Umgebung zusammenkommen, ähnlich wie bei einem Vulkanausbruch: Bevor ein Vulkan ausbricht, sucht das Magma, also geschmolzenes Gestein, sich aufgrund des zu hohen Drucks den Weg nach oben. Auf dem Weg dorthin sammelt es sich zunächst in Hohlräumen, den Magmakammern. Wird der Druck in den Kammern größer, schiebt sich das heiße Gestein immer weiter nach oben, bis es bei noch mehr Druck zum Ausbruch kommt. Je nachdem wie viel Druck in den Kammern entsteht, kann ein Ausbruch explosiv erfolgen oder – nicht ganz so schlimm – langsam stattfinden. Ebenso ist es mit Meltdowns: Wenn unsere emotionalen Magmakammern sich schnell füllen, also viel Druck auf einmal auf uns einprasselt, ist der Ausbruch häufig explosiv, für unser Umfeld nicht vorhersehbar und extrem zerstörerisch. Wenn sich der Druck langsam aufbaut oder wir über längere Zeit kein Ventil für Druck, Stress und Symptome finden, kann es ebenso zu einem Ausbruch kommen, der häufig nicht so heftig ausfällt.

Im Gegensatz dazu steht die Paralyse. Dabei handelt es sich um einen noch recht unerforschten Zustand, und der Begriff beschreibt das Gefühl, eine Aufgabe anfangen zu müssen, sich aber körperlich und/oder mental gelähmt zu fühlen. Das ist der Zustand, den Außenstehende oft als »Faulheit« des Betroffenen wahrnehmen und ist einer der Gründe, warum Menschen mit ADHS häufig mit Depressionen diagnostiziert werden.

Meistens tritt auch die Paralyse zeitgleich mit oder nach einer Überreizung auf – werden wir mit zu vielen Außenreizen, Informationen oder Anforderungen konfrontiert, fühlen wir uns häufig von jetzt auf gleich absolut handlungsunfähig. Dabei äußert sich die Paralyse total individuell. Ich habe in diesem Zustand den enormen Drang, mich hinzulegen, zur Not auch auf den Boden. Während ich einerseits das Gefühl habe, dass meine Beine zehn Tonnen wiegen, fühle ich mich andererseits innerlich unruhig und getrieben. Manche Betroffene sprechen auch von dem Gefühl, körperlich krank zu sein, von starker Müdigkeit oder Schmerzen.

Ein erster Forschungsansatz ist hier, dass fehlende Neurotransmitter die Kommunikation zwischen den Nervenzellen unmöglich machen.

Wenn dazu noch viele Außenreize auf uns einprasseln, können diese nicht gefiltert oder verarbeitet werden. So entsteht im Hirn eine Art »Verkehrschaos«, wie man es sich auf einer überfüllten Kreuzung ohne Ampeln in einer Großstadt vorstellt: Es gibt kein Vorankommen, es ist laut und wuselig, und der eine weiß nicht, was der andere tut.

So wissen wir oft kognitiv, was zu tun ist, aber unser Hirn ist in dem Moment unfähig, den nächsten Schritt zu planen oder auszuführen. Dieser Zustand kann zwischen einigen Stunden und mehreren Wochen andauern.

Ist ADHS eine Krankheit oder eine Superkraft?

Die Wortwahl rund um ADHS kann man insgesamt als schwierig beschreiben. Einerseits, weil es für viele Phänomene und Symptome noch keine gängigen Begriffe gibt und sich viele Fachworte nur in der englischen Sprache oder in anderen Forschungszweigen wie Autismus oder Borderline finden lassen. Andererseits, weil nicht jeder sich von jedem Wort abgeholt fühlt. Viele Betroffene sprechen bei ADHS von Krankheit, Störung oder Behinderung. Die Wissenschaft schließt sich dem an und spricht meist von Störung, aber auch oft von einer Erkrankung. Andere wiederum sprechen von einer Art Superkraft, die, wenn man sie nur richtig einsetzt, fast ausschließlich positive Auswirkungen auf das Leben von Betroffenen haben kann. Von den Begrifflichkeiten Krankheit und Superkraft fühle ich mich höchstens teilweise angesprochen und verwende aufgrund von Mangel an Alternativen lieber das Wort »Störung«.

Mehr und mehr Leute sprechen mittlerweile von »Neurodivergenz«. Es ist ein Wort, das wertungsfrei beschreibt, dass das Gehirn von Betroffenen eben anders funktioniert als das, was gesellschaftlich als »normal« angesehen wird. Darunter fällt nicht nur ADHS, sondern es umfasst alle Andersartigkeiten in der Hirnfunktion wie zum Beispiel Autismus, Legasthenie, Hochsensibilität und Hochbegabung. Es wird davon ausgegangen, dass jedes Hirn ein bisschen anders funktioniert. Menschen, deren neurobiologische Entwicklung und Verhalten dem entsprechen, was die meisten Menschen als »normal« bezeichnen, werden als »neurotypisch« beschrieben. Natürlich ist die Norm für jeden anders und Normalität auch irgendwie kein schöner Begriff. Andererseits finde ich es wichtig klarzumachen, dass da was im Gehirn anders funktioniert, und das von Geburt an. Deswegen holt mich »Neurodivergenz« mehr ab als Worte wie Krankheit, Behinderung oder Störung.

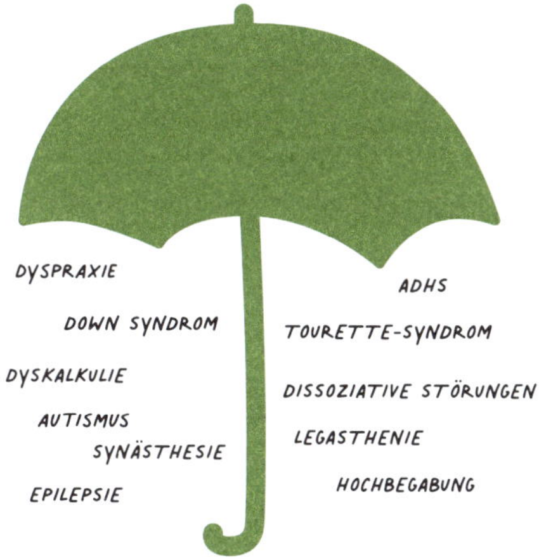

NEURODIVERGENTER REGENSCHIRM

Aber wir müssen auch an die Leute denken, die wir erreichen wollen: Eltern, Großeltern, Lehrkräfte, Freunde und Bekannte. Aufklärung sollte nicht immer nur in der Blase der Betroffenen stattfinden, sondern auch in der Öffentlichkeit – und da ist mir die Begrifflichkeit total egal. Wenn meine Nachbarin »Krankheit« sagt, aber grundsätzlich versteht, was die Probleme im Alltag sein können, werde ich nicht gleich anfangen, ihr Neurodivergenz zu erklären. Ich benutze in meiner täglichen Arbeit alle diese Begriffe, ohne sie problematisch zu finden. Ich spreche nicht von einer Superkraft. Für mich war ADHS in den meisten Lebensbereichen eine starke Einschränkung, auch dann, als ich noch nichts davon wusste. Nicht nur habe ich mich mein ganzes Leben lang gefragt, was mit mir nicht stimmt und warum ich so anders funktioniere als andere Menschen. Ich habe außerdem für meine Schullaufbahn deutlich länger gebraucht als meine Mitschüler und habe mich entschieden, nicht Tiermedizin zu studieren, sondern eine Ausbildung zu machen, weil ich mir nicht im Ansatz vorstellen konnte, auch nur einen einzigen Tag intensiv lernend zu verbringen. Meine Wohnung hätte man stellenweise nur mit einem Räumkommando betreten können, und ich habe viele Jahre nicht selbst meine Post aufgemacht. Wenn ich eins nicht gefühlt habe, dann dass es eine Superkraft ist.

Aber in den letzten Jahren, seit ich mich sehr intensiv mit ADHS beschäftige und ansatzweise verstehe, wie mein Gehirn funktioniert, kann ich die positiven Aspekte von ADHS auch wertschätzen, besonders in der Zusammenarbeit mit anderen Betroffenen – viele Ideen und Projekte sind aus einer spontanen, impulsiven Idee entstanden und wurden unheimlich schnell und effektiv umgesetzt. Wahrscheinlich in einem Tempo und einer Intensität, die für Nicht-Betroffene kaum nachvollziehbar ist.

Ich empfinde mich als unheimlich kreativ, aber nicht, wenn es um Kunst oder Basteln geht. Ich bin eine kreative Problemlöserin und kann häufig dann einen kühlen Kopf bewahren, wenn andere schon durchdrehen. Mit einer Deadline bin ich unfassbar produktiv, und bevor Besuch kommt, kann ich die Hausarbeit von drei Wochen in drei Stunden erledigen. Meine eigentliche Superkraft ist aber meine grenzenlose Begeisterungsfähigkeit: Wenn mir jemand von seinem coolen, neuen Hobby oder dem spannenden Job erzählt, dann empfinde ich dabei oft wahnsinnige Euphorie. Ich kann mich für Dinge begeistern, die für andere langweilig oder merkwürdig erscheinen: Ich weiß, wie man Pilze züchtet, Brot mit Sauerteig backt, Rüschen mit der Nähmaschine näht und könnte einen Wanderführer von meiner Umgebung schreiben. Ich kann Tarotkarten legen, einen Handstand machen und Ukulele spielen. Alles ist erst mal spannend, bis mein Gehirn sagt, dass es das nicht mehr ist.

Es ist in Deutschland möglich, bei ADHS einen Grad der Behinderung zu beantragen. Also ist es eigentlich eine Behinderung? Wir sehen: Weiter könnten die Ansichten zu diesem Thema nicht auseinanderliegen – und das liegt daran, dass die Erfahrungen und Einschränkungen der Betroffenen unterschiedlicher nicht sein könnten. Und auch das kann sich im Laufe eines Lebens mehrfach ändern. Wer als alleinstehende Person gerade in einem kreativen Beruf aufgeht und sich ausleben kann, fühlt sich von den Symptomen wahrscheinlich weniger eingeschränkt als die alleinerziehende Mutter, die 24 Stunden am Tag funktionieren muss – es kann aber auch genau andersherum sein.

Ähnliche Probleme mit den richtigen Worten hat man bei der Formulierung »unbehandeltes ADHS«. In vielen Artikeln und Studien ist die Rede davon, welche Konsequenzen unbehandeltes oder undiagnostiziertes ADHS haben kann, und es ist auch meiner Meinung nach total wichtig, das zu erwähnen. Aber wie grenzt man hier ab, wer ist alles damit gemeint? Dass jemand als undiagnostiziert und unbehandelt gilt, der – wie ich – erst mit 27 Jahren eine Diagnose erhalten hat, ist klar. Was aber ist mit der Person, die als Kind diagnostiziert wurde, dessen Eltern aus Angst vor Stigmatisierung aber eine Behandlung verweigerten und auch nicht darüber sprachen? Oder was ist mit der, die als Kind Medikamente bekam, aber als Jugendliche und Erwachsene nicht weiter behandelt wurde, da man davon ausging, ADHS würde sich verwachsen? All das sind Geschichten, die ich tagtäglich höre. Laut meiner Definition gelten sie als »unbehandelt«. Und tatsächlich betrifft das die Mehrheit der Erwachsenen mit ADHS in Deutschland: Spezielle Therapieangebote sind rar oder existieren nur in der Theorie, die wenigen Fachärzte werden überrannt, und Selbsthilfegruppen gibt es bisher nur wenige. Das liegt sicher auch daran, dass ADHS im Erwachsenenalter in Deutschland erst seit 2003 als anerkannt gilt.

Der Hyperfokus – Fluch oder Segen?

Gerade im Zusammenhang mit den »Superkräften« von ADHS wird häufig der Begriff Hyperfokus genannt. Gemeint ist damit ein Zustand, der mit extremer Fixierung auf ein Thema einhergeht. Finden wir ein Thema besonders spannend oder ist es gerade extrem wichtig, können wir diese Art Zustand erreichen: Konzentration fällt uns dann besonders leicht, intensive Aufgaben fließen wie von selbst, häufig sind wir euphorisch und glücklich. Körperliche Bedürfnisse wie Essen, Trinken oder Schlafen rücken weit in den Hintergrund. Pausen werden meist nicht gemacht, und wenn doch, wird sich in diesen weiter mit dem Thema der Wahl beschäftigt. Nicht-Betroffene würden den Zustand vielleicht als »im Flow sein« beschreiben, wobei meiner Erfahrung nach der Hyperfokus mehr von »getrieben sein« hat.

Das Phänomen Hyperfokus ist bisher nicht umfangreich erforscht, da es von wissenschaftlicher Seite als wenig problematisch eingestuft wird. Viele Betroffene berichten von diesen Phasen. Gerade in der Welt der sozialen Medien wird der Hyperfokus als unendlich vorteilhaft beschrieben – vor allem von Selbstständigen und denen, die es werden wollen. Klar, wer würde sich das nicht wünschen? Pausenlos an einem Thema arbeiten und dabei auch noch unendliche Euphorie verspüren – cool!

Was dabei fast immer außer Acht gelassen wird, ist der Fakt, dass der Zustand nicht steuerbar ist. Ein Hyperfokus auf die Steuererklärung wäre cool, aber wie cool ist ein Hyperfokus auf Verschwörungstheorien, wenn man eigentlich seine Steuererklärung machen sollte? Leider funktioniert das dann nämlich nicht so, dass man »erst die Arbeit, dann das Vergnügen« (in dem Fall also das Hyperfokusthema) machen kann, denn das lässt das hyperfokussierte Hirn oft nicht zu. Zudem kann man nicht einfach entscheiden, dass man jetzt gerade den Hyperfokus für Aufgaben wie Putzen oder Finanzen gebrauchen könnte und man sich wie durch Zauberhand wahnsinnig für eben jene Themen interessiert. Häufig wird das Phänomen getriggert durch eine Idee, ausgelöst durch ein kurzes Video, ein Bild, einen Fernsehbeitrag oder eine Person, die von einem Thema erzählt. Unsere Aufmerksamkeit fixiert sich dabei vor allem auf Themen, die für uns neu, interessant oder dringend sind. So kann es passieren, dass man Reiten unbedingt zu seinem neuen Hobby machen will und plötzlich die Energie verspürt, fünf Pferdebücher gleichzeitig zu lesen, parallel stundenlang die beste Reitschule der Umgebung ausfindig zu machen, online jedem Pferde-Influencer zu folgen und Videos zu dem Thema zu verschlingen. Natürlich müssen dann auch Hunderte Euro für Reitzubehör ausgegeben werden, und das alles noch vor der ersten Reitstunde. Meistens hält dieser Zustand für einige Wochen oder Monate an, häufig so lange, bis man das Gefühl hat, alles über das Thema erfahren zu haben oder bis sich bestimmte Routinen bilden und unser Hirn das nicht mehr als spannend oder neu empfindet. Das kann besonders für das Umfeld sehr unangenehm sein. Es ist nämlich nicht so, dass sich der Hyperfokus immer im stillen Kämmerlein abspielt – am liebsten möchten wir unserem Umfeld natürlich allen von unserer neuesten Obsession berichten. Also erzählen wir jedem davon, den wir treffen. Über andere Themen zu sprechen oder sich gezwungenermaßen mit ihnen beschäftigen zu müssen, fühlt sich abstoßend und falsch an.

Der Hyperfokus ist der Beweis dafür, dass die Motivation bei einem ADHS-Gehirn grundlegend anders funktioniert als bei einem »normalen« Gehirn. Die meisten Menschen werden motiviert von der Dringlichkeit einer Aufgabe. Das kann einerseits sein, weil die Umsetzung einfach indiskutabel ist oder weil jemand anders möchte, dass wir sie erledigen, zum Beispiel unsere Chefin oder unser Arbeitskollege. Außerdem lieben die meisten Menschen Belohnungen oder fürchten sich vor Konsequenzen. Diese Gefühle kenne ich zwar auch, aber sie motivieren mich nicht. Entweder ich begeistere mich intensiv für meine Aufgabe und möchte sie daher unbedingt direkt angehen, oder eben nicht – und dann muss ich andere Strategien anwenden, auf die ich im Kapitel »Welche Strategien funktionieren – und welche eher schaden« ab Seite 174 eingehe.

Was es mit der »Sterbebett-Beichte« auf sich hat

Aber was hat es mit der eingangs zitierten Aussage auf sich, dass »der Erfinder« von ADHS auf dem Sterbebett zugegeben haben soll, ADHS nur erfunden zu haben? Und wer ist dieser ominöse Erfinder? Bei dem viel zitierten Mann handelt es sich um den US-amerikanischen Kinder- und Jugendpsychiater Leon Eisenberg, der 2009 im Alter von 87 Jahren gestorben ist. Ein halbes Jahr zuvor gab er tatsächlich ein Interview für den SPIEGEL, in dem er sagte, dass es sich bei ADHS um eine »fabrizierte Erkrankung« handele. Dieses Interview wurde jedoch erst 2012 unter dem – etwas überspitzten – Titel »Beichte auf dem Sterbebett« veröffentlicht. Der Journalist, der dieses Interview führte und den Artikel dazu schrieb, ist Jörg Blech, der seit Jahren mit der Pharmaindustrie auf dem Kriegsfuß steht und in Büchern wie »Heillose Medizin. Fragwürdige Therapien und wie Sie sich davor schützen können«, »Heilen mit Bewegung. Wie Sie Krankheiten besiegen und Ihr Leben verlängern« und »Gene sind kein Schicksal. Wie wir unsere Erbanlagen und unser Leben steuern können« unter anderem behauptet, dass es sich auch bei Depressionen und Burn-out um »fabrizierte Erkrankungen« handele.

»Erfunden« hat Eisenberg ADHS natürlich nicht. Schon im Jahr 1932 – da ist Eisenberg zehn Jahre alt – erscheint in einem Fachblatt zu Psychiatrie und Neurologie ein Artikel über ADHS bei Kindern. Ebenso ist Eisenberg nicht der Erfinder von Ritalin & Co. Tatsächlich war er Jahre später an der Medikamentenforschung rund um ADHS bei Kindern beteiligt und belegte, dass Psychostimulanzien bei ADHS helfen können.

Er war Medikamenten gegenüber schon gegen Ende seiner Karriere skeptisch: Viel mehr seien es doch die äußeren Umstände, die über den Leidensdruck bei Kindern mit ADHS entscheiden. Er befürchtete, dass einige Eltern tatsächlich nur Medikamente für ihre Kinder wollen, sei es, um sie ruhig zu stellen, weil sie zu anstrengend waren oder weil sie sich davon bessere Leistungen in der Schule versprachen. Dass mit ADHS-Medikamenten Geld verdient wird, lässt sich nicht abstreiten. Am meisten Gewinn macht die Pharmaindustrie heutzutage allerdings eher mit Medikamenten gegen Krebs und Autoimmunerkrankungen.

Zum Glück haben wir in den letzten 20 Jahren durch weitreichende Forschung, Bildgebungsverfahren und das Vorantreiben von Genforschung zahlreiche neue Erkenntnisse über ADHS gewinnen können. 2002 konnte durch bildgebende Diagnostik dargestellt werden, dass einzelne Hirnareale bei Kindern mit ADHS kleiner und schlechter durchblutet sind. Im Jahr 2007 wurde eine Studie veröffentlicht, die erstmals den Zusammenhang von ADHS und Neurotransmittern belegen kann. Erst im Jahr 2023 konnte eine Studie aus Dänemark die genetischen Marker von ADHS ermitteln und damit ein für alle Mal belegen, dass es sich um eine angeborene, genetische Stoffwechselstörung handelt.

HILFE, was kann ich sagen?

Wenn jemand zu dir sagt »ADHS gibt es gar nicht!«, ist das meist schon eine eher feindselige Aussage. Wenn die Person dir nahesteht, es wirklich nicht besser zu wissen scheint oder du gerade Lust hast zu diskutieren, kannst du durch die Frage: »Wie kommst du darauf?« herausfinden, wie viel Überzeugung dahintersteckt. Ich persönlich hatte nach so einer Aussage noch nie eine sachliche Diskussion und spare mir die Energie mittlerweile, indem ich weiteren Gesprächen zu dem Thema aus dem Weg gehe.

Wie läuft die ADHS-Diagnose?

Die ADHS-Diagnose ist in Deutschland nicht standardisiert und jeder Behandler macht es ein wenig anders. Laut offizieller Diagnosekriterien müssen entsprechend der ICD-10 mindestens sechs Symptome aus dem Bereich »Aufmerksamkeitsdefizit« nachgewiesen werden und mindestens sechs aus dem Bereich »Hyperaktivität/Impulsivität«. Außerdem müssen die Symptome schon vor dem zwölften Lebensjahr bestanden haben.

Was ist ICD-10?

ICD steht für Internationale Klassifikation der Krankheiten (Englisch: International Statistical Classification of Diseases and Related Health Problems). Sie gilt als Diagnoseschlüssel, weil darin genau erklärt wird, wann eine Diagnose für alle uns bekannten Krankheiten gestellt werden kann. Auf einer Krankmeldung findest du (auf dem Teil für die Krankenkasse) einen Code, zum Beispiel J00 für Erkältung und eben F90.0 für ADHS. Seit 2022 sind wir eigentlich nicht mehr beim ICD-10 sondern beim ICD-11, bei der ADHS im Erwachsenenalter eine viel größere Rolle spielt. Außerdem wird dort erstmals der vorwiegend unaufmerksame ADHS-Typ und der Mischtyp für eine Diagnose anerkannt. Die meisten behandelnden Ärzte berufen sich aber weiterhin auf den ICD-10.

Bei einem ersten Verdacht auf ADHS als Erwachsene*r kann man wunderbar zur behandelnden Hausärztin oder zum behandelnden Psychotherapeuten gehen, falls man schon jemanden hat, bei dem man sich gut aufgehoben und ernst genommen fühlt. In Deutschland können vor allem Psychiaterinnen und Neurologen eine Diagnose stellen, vereinzelt können auch Psychotherapeuten oder Psychologinnen eine Verdachtsdiagnose ausstellen.

Welche TESTS können einen bei der DIAGNOSTIK erwarten?

EEG (Messung der Hirnströme), Blutentnahme/Drogenscreening, IQ-/Intelligenztests, Anamnesegespräch, Fragebögen, Aufmerksamkeits- und Konzentrationstests, Augenzeugenberichte aus der Kindheit (Grundschulzeugnisse und/oder Fragebögen für Angehörige), MRT.

Manche Tests werden nur zum Ausschließen anderer Ursachen gemacht, wie zum Beispiel die Hirnstrommessung und das MRT. Die allermeisten Diagnosen beschränken sich auf das Anamnesegespräch, die Fragebögen und die Augenzeugenberichte.

Ich bin nicht selbst auf den Verdacht ADHS gekommen, sondern einige Jahre vor meiner eigentlichen Diagnose etwas unsanft von einem Psychotherapeuten darauf hingewiesen worden, dass man bei meinen Problemen auch ADHS nicht ausschließen könne. Es ging damals vorrangig um das Chaos in meiner Wohnung, gepaart mit emotionalen Ausbrüchen. Zu der Zeit kannte ich ADHS aber nur aus der Schule und hatte genau die Vorurteile, die man eben hat: ADHS haben nur nervige Kinder, die nicht still sitzen können.

Deswegen hat es bei mir noch weitere zwei Jahre und eine weitere Meinung von einer weiteren Psychotherapeutin gebraucht, um mich um eine Diagnostik zu kummern. Vor allem deshalb, weil es mir nicht besser ging. Antidepressiva fand ich furchtbar, Gesprächs- und Verhaltenstherapie hatte ich gefühlt hundertmal durchgespielt, hatte aus eigener Tasche Coachings für Produktivität und Organisation bezahlt und schaffte es immer noch nicht, mich an die einfachsten Routinen länger als eine Woche zu halten. Schlechter konnte es gefühlt sowieso nicht mehr werden, also hieß es, einen Arzt für die Diagnostik finden. Ich habe damals für kurze Zeit im tiefsten Bayern gewohnt, wurde aber schnell fündig bei einer Praxis, die auf ADHS-Patienten spezialisiert war, laut Internetseite sogar bei Erwachsenen. Da man zu der Zeit auf solche Termine noch nicht mehrere Monate oder Jahre warten musste, hatte ich zwei Wochen später meinen ersten Termin der mit den Worten eingeleitet wurde, Frauen sähe man hier selten. Ja, danke, jetzt fühle ich mich hier richtig gut aufgehoben!

Meine eigene Diagnostik bestand aus zwei Terminen, mehreren Fragebögen, einem Elternfragebogen, um die Symptome in der Kindheit nachzuweisen, sowie einem dritten Termin für einen Konzentrationstest am Computer, wo verschiedene bunte Knöpfe in verschiedener Reihenfolge gedrückt werden mussten.

RED FLAGS bei der Diagnostik:

- **»Sie können kein ADHS haben, Ihre Grundschulzeugnisse sind zu gut!«**
  Viele Lehrkräfte schreiben gerade die Grundschulzeugnisse oft sehr wohlwollend, weil sie den Kindern keine Steine in den Weg legen, Konfrontation mit Eltern meiden wollen oder schlichtweg Auffälligkeiten bei viel Stress und großen Klassen nicht mitbekommen.
- **»Sie können kein ADHS haben, Sie haben ja Abitur/studiert/eine Ausbildung gemacht/sind eine Frau!«**
  Das basiert auf unbegründeten Vorurteilen, dass Menschen mit ADHS dumm, faul und männlich sein müssen.
- **Der Arzt verschreibt Medikamente – wenn sie wirken, ist es ADHS, wenn nicht, nicht.**
  Vor einigen Jahrzehnten ging man davon aus, dass ADHS-Medikamente bei Menschen mit ADHS beruhigend wirken und bei Menschen ohne ADHS aufputschend. Das ist lange widerlegt und kann so absolut nicht verallgemeinert werden. Das richtige Medikament und eine kompetente Eindosierung ist entscheidend für den Erfolg.

Solltest du eine solche Red Flag bemerken, hol dir in jedem Fall eine zweite Meinung von einem anderen Arzt ein!

Mein damaliger Psychiater war schon recht alt und kannte ADHS ursprünglich nur bei Kindern, hat sich dann aber relativ früh auf Erwachsenendiagnostik spezialisiert. Er hatte gemerkt, dass sich bei seinen Patienten ADHS irgendwie nicht – wie zuerst angenommen – verwächst, sondern sich über die Jahre einfach verändert. Trotzdem musste ich mir anhören, dass das »bei Frauen sehr selten sei« oder dass man wegen meines Abiturs erst mal zögerlich wäre, aber immerhin sei es ein schlechtes Abitur gewesen. Im Nachhinein und mit meinem heutigen Wissen frage ich mich hin und wieder, wie viel Ahnung von ADHS im Erwachsenenalter er wirklich hatte, aber damals wusste ich es selbst nicht besser.

Auch einige Jahre später wird man von solchen Vorurteilen in der Diagnostik teilweise nicht verschont. Wenn man mich fragt, wie man sich auf die Diagnostik vorbereiten kann, empfehle ich deshalb immer, einerseits mal einen Symptomtracker über mehrere Wochen vollkommen ehrlich auszufüllen und sich andererseits auf Kommentare dieser Art vorzubereiten. Wenn in den Grundschulzeugnissen nichts zu finden ist, das in Richtung »war ständig laut und auffällig« über »hatte nie alle Unterrichtsmaterialien dabei« bis zu »war stets verträumt und teilweise unkonzentriert« geht, kann man auch schon mal mit den Eltern oder anderen Zeitzeugen das Gespräch suchen. Außerdem kann man sich ehrlich fragen, wie bestimmte Meilensteine erreicht wurden. Durch mein Abitur habe ich mich – ehrlich gesagt – durchgeschummelt, war die Hälfte der Zeit nicht in der Schule und habe im absoluten Stress nur das gemacht, was unbedingt nötig war, um zu bestehen. Danach habe ich eine Ausbildung zur Tierarzthelferin mit Bestnote abgeschlossen und habe keinen Tag gefehlt. Und das nicht, weil ich vorher dumm und faul und später schlau und fleißig war, sondern weil mich das Thema meiner Ausbildung interessiert und begeistert hat, während mir die Themen im Abitur einfach nur sinnlos vorkamen, aber sie dringend genug waren, um sie trotzdem zu erledigen. Heutzutage würde ich das auch genau so begründen.

Ein weiterer, wichtiger Tipp für die Diagnostik ist, nicht zu lügen. Das klingt erst einmal total absurd, denn warum sollte man bei der Diagnostik dem Arzt nicht die Wahrheit sagen? Ganz einfach: Wir sind Menschen, und als solche wollen wir uns – ganz automatisch – vor Fremden möglichst im besten Licht darstellen. Ich denke dabei an die Situationen, bei denen ich meine Hausärztin anlog, als sie fragte, ob ich rauche, ich einem Großteil meiner Therapeuten und Therapeutinnen nicht von meinen größten Baustellen erzählte, weil sie mir peinlich waren und ich meinem ADHS-Diagnostiker bei der Frage, ob ich schon mal was geklaut habe, eiskalt die Wahrheit verschwieg. Jedes Mal habe ich mich danach gefragt, was in mich gefahren ist, schließlich sind das wichtige Informationen für einen Arzt. Aber jemandem gegenüberzusitzen und Verhaltensweisen, Eigenschaften oder Handlungen zuzugeben, die einem eigentlich peinlich sind, erfordert einiges an Selbstdisziplin. Außerdem sind wir oft so tief im Masking-Modus, dass wir ganz automatisch Dinge ausblenden, die wir im Alltag mit aller Kraft verdrängen oder vertuschen.

MASKING [dt. Maskieren] beschreibt das Nachahmen von neurotypischen Verhaltensweisen, um einen guten Eindruck zu hinterlassen und ADHS-Symptome nicht zu zeigen. Mehr Informationen ab Seite 58.

Oft funktioniert Masking sogar so gut, dass wir uns damit selbst täuschen können, oder wir einfach denken: Das machen alle so. Auf die Frage, ob ich häufig zu spät komme, habe ich mit »Nein« geantwortet. Das ist aber nur die halbe Wahrheit: Ich stelle mir vor jedem Termin mehrere Timer und fange spätestens zwei Stunden vorher nichts Neues mehr an, um bloß nicht zu spät zu kommen. Mache ich das nicht, komme ich mit großer Wahrscheinlichkeit zu spät. Den Großteil meines Lebens dachte ich aber, dass das alle so machen, denn sonst würde ja niemand pünktlich zu Terminen kommen. Mein Psychiater war derjenige, der mir erklärte, dass dem nicht so ist.

Wie wirken Medikamente?

Ob man gegen die ADHS-Symptome Medikamente nehmen möchte oder nicht, kann nach einer erfolgten Diagnose im Erwachsenenalter – in Absprache mit dem behandelnden Arzt – prinzipiell jede*r für sich selbst entscheiden.

Die meisten Medikamente, die bei ADHS im Erwachsenenalter eingesetzt werden, haben auf die ein oder andere Art einen Einfluss auf die Menge der Neurotransmitter im Gehirn. Größtenteils funktionieren sie über eine Dopamin-Wiederaufnahmehemmung. Vereinfacht gesagt bedeutet das, dass der Teil des Hirnstoffwechsels, der für den Abbau von Dopamin verantwortlich ist, gehemmt wird. Dadurch, dass Dopamin nicht mehr so schnell abgebaut werden kann, steht deutlich mehr fürs Denken zur Verfügung. Da es bei ADHS nicht einfach einen Dopamin-Mangel gibt, würde also auch keine hochdosierte Eingabe von Dopamin längerfristig gegen die Symptome helfen, denn auch das wäre im ADHS-Hirn ohne die Wiederaufnahmehemmung blitzschnell abgebaut.

Des Weiteren wirken Medikamente aus der Gruppe der Stimulanzien auf den Sympathikus. Das ist der Teil unseres Nervensystems, der in Stresssituationen das Ruder übernimmt: Der Sympathikus regt die Durchblutung an, hebt den Blutdruck und macht uns aktiv, so als müssten wir uns einem Kampf stellen. Natürlich nicht ganz so extrem, aber in jedem Fall wirken sie anregend auf das ganze System.

Als ich 2019 diagnostiziert wurde, entschied ich mich zunächst gegen Medikamente. Ich hatte nach einiger Erfahrung mit verschiedenen Antidepressiva Angst vor Nebenwirkungen und davor, dass meine Persönlichkeit dadurch unterdrückt wird und ich ein fremdgesteuerter Produktivitäts-Roboter werde. Ich wollte die Diagnose erst mal für mich verarbeiten, ganz ohne Hilfsmittel und größere Veränderungen. Durch meine in der Vergangenheit erlebte Angststörung habe ich zusätzlich einen Hang zur Hypochondrie, das heißt, meine Gedanken kreisen um eventuelle Nebenwirkungen und ich fange bei den kleinsten Symptomen an, mich selbst zu beobachten. Mit meiner späteren Entscheidung, Stimulanzien doch mal auszuprobieren, fiel also ebenso die Entscheidung, weder den Beipackzettel noch Erfahrungsberichte im Internet zu lesen.

STIMULANZIEN: Wenn in diesem Buch von Stimulanzien die Rede ist, dann meine ich ADHS-Medikamente, die eine anregende Wirkung auf die Konzentration und Leistungsfähigkeit haben. Zu den natürlichen Stimulanzien gehören zum Beispiel Koffein, Nikotin und Gingko.

Also habe ich mir an dem Tag, der mein erster mit Stimulanzien werden sollte, Kopfhörer aufgesetzt, die Kapsel eingeworfen und angefangen, mich zu beschäftigen, um nicht die ganze Zeit zu beobachten, ob sich schon was getan hat. Die erste spürbare Veränderung kam ungefähr eine Stunde nach der Einnahme. Zeitgleich damit, dass mein Mund trocken war, merkte ich, dass es in meinem Kopf gar nicht mehr so wuselig war. Eine weitere halbe Stunde später war es nicht mehr zu leugnen: Ich hatte Ruhe im Kopf. Da, wo sonst alles wild durcheinanderbrüllt, sich Gedanken auf Gedanken stapeln und ich keinen einzigen davon greifen kann, war es jetzt eher wie an einer Kasse im Tante-Emma-Laden: Die Gedanken, die reinkommen, stellen sich hinten an, bis der aktuelle Gedanke fertig gedacht ist. Es läuft weder nebenher Musik noch renne ich planlos durch die Gänge, in der Hoffnung, dass mir wieder einfällt, was ich hier eigentlich wollte, nur um dann etwas ganz anderes zu tun.

Also räumte ich die Küche in einem Rutsch auf – das ist an sich erst mal nichts Besonderes, je nach Tagesform schaffe ich das hin und wieder auch ohne Medikamente. Dann kam allerdings mein Freund in die Küche und wollte mir von seiner Arbeit erzählen, also setzte ich mich hin, hörte ihm zu, ließ ihn ausreden und stellte ihm, nachdem er fertig war, ein paar Fragen. Für viele klingt das erst mal vielleicht stinknormal, aber als ich merkte, was da gerade passiert ist, weinte ich nicht nur vor Erstaunen und Freude, sondern ich probierte auch den Rest des Tages alle möglichen Dinge aus: durch die Natur laufen, eine Einkaufsliste schreiben, Wäsche falten, Meditation, Sex.

Die am HÄUFIGSTEN verschriebenen WIRKSTOFFE BEI ERWACHSENEN in Deutschland:

Methylphenidat: Psychostimulans, blockiert die Abbaustoffe von Dopamin und Noradrenalin, dadurch erfolgt eine erhöhte Konzentration von Neurotransmittern im Gehirn, außerdem wird der Sympathikus aktiviert und die Durchblutung im Gehirn verbessert sich, der Körper wird in eine Art »Stressmodus« versetzt und man fühlt sich wach und aufmerksam.
Medikamente mit Methylphenidat: Ritalin, Medikinet

Lisdexamfetamin: Psychostimulans, wirkt ebenfalls als Dopamin-Wiederaufnahmehemmer und hebt deutlich die Konzentration von Neurotransmittern im Gehirn, es gibt außerdem Hinweise darauf, dass in geringen Mengen Dopamin, Noradrenalin und Serotonin zusätzlich ausgeschüttet werden, was die Wirkung potenziert.
Medikamente mit Lisdexamfetamin: Elvanse

Atomoxetin: hemmt die Wiederaufnahme von Noradrenalin. Der Wirkstoff ist sehr ähnlich zu gängigen Antidepressiva und soll vor allem gegen hyperaktive und impulsive Symptome helfen. Der genaue Wirkmechanismus ist noch nicht bekannt.
Medikamente mit Atomoxetin: Strattera

Leider muss man sagen, dass es gerade am Anfang wichtig ist, die Erwartungshaltung niedrig zu halten, bis die richtige Dosierung und das richtige Medikament gefunden sind. Denn so schnell wie die erste Wirkung bei mir eintrat, so schnell war sie auch wieder vorbei. Mit der Zeit kamen auch eine ganze Menge Nebenwirkungen dazu, die einzeln zwar okay und aushaltbar gewesen wären, aber in der Summe waren sie es mir nicht wert im Tausch gegen die Ruhe im Kopf. Einige Wochen später wurde das Medikament also umgestellt, und auch meine Einstellung dazu beruhigte sich etwas. Nach den ersten Einnahmen wusste ich: Das Medikament ist kein Wundermittel. Es macht Ruhe im Kopf und gibt Antrieb für die ein oder andere langweilige Aufgabe. Es ist aber nicht so, dass man plötzlich stundenlang auf produktive Themen fokussiert ist, einfach weil man eine Pille eingeworfen hat. Wenn man nicht aufpasst, kann es ebenso passieren, dass der Medikamenten-Fokus nicht auf die wichtige Recherche für ein Projekt fällt, sondern auf Internetvideos über Polaroidkameras. Das kann man sich dann zwar konzentriert mehrere Stunden ohne Pause anschauen, aber wirklich hilfreich ist das nicht. Der Fokus muss trotz Medikament selbst gelenkt werden – und das kann je nach Tagesform ebenso anstrengend sein wie ohne Medikamente.

Ein für mich wichtiges Aha-Erlebnis war außerdem: Alle Energie ist nur geliehen. Die ersten Tage mit dem neuen Medikament brachte ich damit zu, unser Haus vom Keller bis ins Dachgeschoss zu entrümpeln. Ich verspürte plötzlich einen wahnsinnigen Antrieb dafür und hatte auch noch richtig Spaß dabei. Ich weiß, dass ich die ganze Zeit dachte: »Wow, fühlt man sich so mit einem normalen Gehirn?« Die Antwort bekam ich einige Tage später von meinem Körper – nämlich als ich trotz Medikament überhaupt nicht aus dem Bett kam, mich krank und irgendwie eher fahrig und zerstreut fühlte. Nicht mehr wie zuvor superglücklich und voller Motivation. Mein Körper signalisierte mir damit ganz deutlich, dass ich mich übernommen hatte. Man bekommt mit den Medikamenten nicht unendlich viel Energie geschenkt, es fühlt sich aber zuerst so an: All die Energie, die nicht mehr für rasende Gedanken und emotionale Achterbahnfahrten gebraucht wird, kann nun positiv genutzt werden. Aber es ist eben genauso wichtig, trotzdem Pausen zu machen, gut zu essen, genug zu trinken und ausreichend zu schlafen, auch wenn man nicht zwangsläufig das Gefühl hat, dass man das jetzt brauchen würde.

Die wohl wichtigste Erkenntnis war aber: Die Medikamente können ADHS nicht heilen und auch nicht gänzlich unterdrücken. Egal wie viel wir einnehmen, wir werden niemals so denken und fühlen wie neurotypische Menschen. Medikamente helfen uns, in der Gesellschaft besser zu funktionieren, aber sie sind kein Wundermittel, sondern eher eine Strategie von vielen.

»Lisa, WELCHES MEDIKAMENT nimmst du?«

… ist die wohl meist gestellte Frage an mich, wenn es um das Thema Medikamente geht. Ich bin kein großer Fan davon, einzelne Medikamente zu hypen oder als schlecht darzustellen. Ich verstehe den Wunsch nach Erfahrungsberichten, aber das kann immer auch dazu führen, dass man sich vergleicht und unterbewusst einen Wirkstoff für sich bevorzugt oder ablehnt. Welcher Wirkstoff für wen besser funktioniert, kann man vorher aber gar nicht abschätzen, deswegen kann ich nur empfehlen, unvoreingenommen an die Frage nach dem richtigen Medikament heranzugehen.

Wenn man in seinem Umfeld über ADHS oder gar die Medikamente bei ADHS spricht, kommt unweigerlich irgendwann die Frage auf: »Aber machen die Medikamente denn nicht süchtig?« Dieses Gerücht hält sich hartnäckig, auch wenn ich nicht genau verstehe, warum. Manchmal denkt sich meine innere Zynikerin, dass es doch toll wäre, wenn die

Medikamente körperliche Entzugserscheinungen verursachen würden, dann würde ich zumindest nicht dauernd vergessen, sie einzunehmen. Denn eigentlich ist es nicht besonders ADHS-freundlich, dass man all die Medikamente, die uns bis heute zur Verfügung stehen, am besten täglich zur selben Uhrzeit einnehmen soll.

Körperliche Symptome von Abhängigkeit oder Entzugserscheinungen konnten bei einer normalen Einnahme der Medikamente nicht belegt werden. Eine psychische Abhängigkeit könnte man diskutieren, auch wenn diese nicht in irgendeinem »Rauschzustand« begründet werden könnte. Denn pharmakologisch ist es so, dass die Medikamente über einen längeren Zeitraum wirken sollen und deshalb verlangsamt in den Blutkreislauf aufgenommen werden. Egal ob ich also eine oder fünf Kapseln einnehme, kann ich mich damit nicht berauschen, stattdessen würde es wahrscheinlich ordentliche Nebenwirkungen geben. Dennoch lässt sich eine gewisse psychische Abhängigkeit nicht von der Hand weisen: Wenn ich das Medikament ein paar Tage weggelassen habe und durch irgendetwas emotional belastet bin – etwa durch einen Streit oder viel Stress –, spuckt mein Problemlösungs-Zentrum mir als erstes »Medikamente« als Lösung aus. Ob man dabei von einer psychischen Abhängigkeit sprechen kann oder davon, dass man an das Erste denkt, das schnell und zielsicher hilft, sei mal dahingestellt. Wenn es mir allerdings total gut geht und ich wenig Stress habe, kann ich das Medikament einige Tage oder sogar Wochen weglassen, ohne einen Gedanken daran zu verschwenden.

Ob man Medikamente ausprobieren, dauerhaft nehmen oder gar nicht nehmen will, ist aber eine Entscheidung, die man jederzeit treffen und auch immer wieder ändern kann. Oft versuchen einem nahe stehende Leute Medikamente auszureden, und das ist bis zu einem gewissen Punkt vielleicht gut gemeint, aber nicht gut gemacht.

Menschen, die sich weder mit der Wirkung der Medikamente noch mit den Symptomen von ADHS auskennen, bilden ihre Meinung nur aufgrund von Vorurteilen. Beispielsweise könnte eine Mutter sagen: »Nimm sie lieber nicht, die machen bestimmt abhängig!« oder »Dann bist du gar nicht mehr du selbst!«, weil sie das schon mal irgendwo gehört hat und sich Sorgen macht. In dem Moment ist sie aber nicht die Person, die wir dazu befragen sollten, weil sie einerseits natürlich nur das Beste für uns will und es andererseits (besonders bei einer Diagnose im Erwachsenenalter) für sie ja augenscheinlich viele Jahre ohne Medikamente geklappt hat. In unserer Gesellschaft ist »Pill Shaming« sehr verbreitet, und plötzlich weiß es jeder besser als der behandelnde Arzt oder auch die betroffene Person selbst.

PILL SHAMING nennt man das Bewerten von Menschen, die Medikamente einnehmen. Besonders häufig kommt es von Personen, die sich nicht besonders gut auskennen. Betroffene hören dann Sätze wie: »Das ist richtig ungesund«, »Das macht süchtig«, »Das verändert deine ganze Persönlichkeit«, »Das macht high«, »Die Ärzte wollen damit nur Geld machen« oder »Medikamente sind schädlich und keine Medikamente sind gesund«.

»ADHS

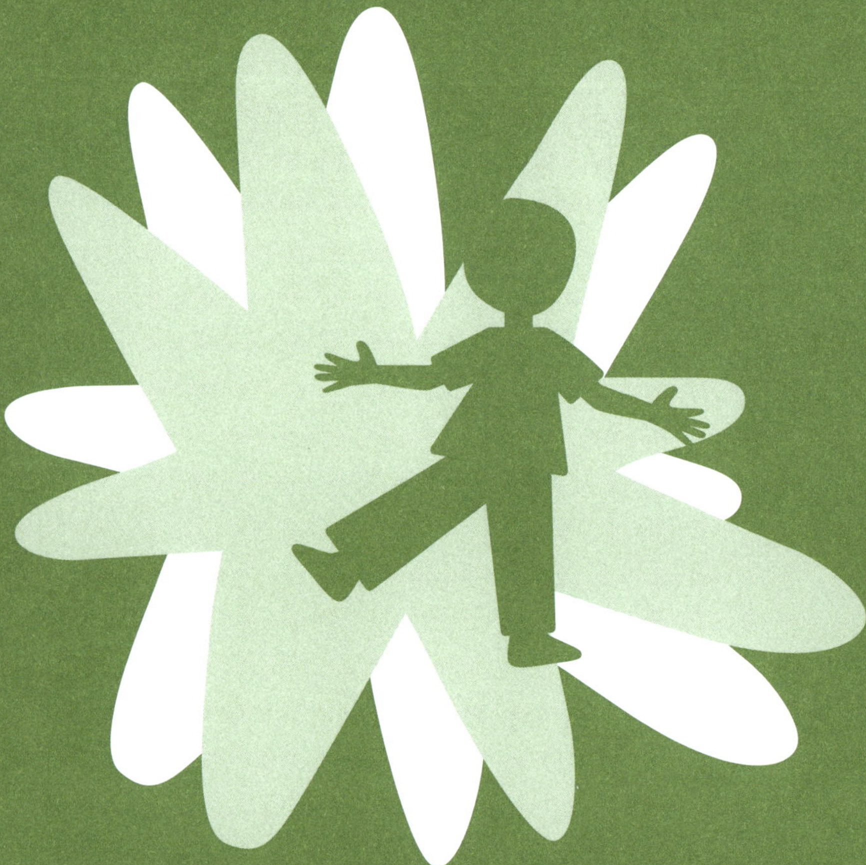

haben doch nur kleine JUNGS!«

Das Durchschnittsalter für eine ADHS-Diagnose bei Jungen liegt bei neun Jahren. Die ersten Probleme entstehen oft mit der Einschulung. Das Kind stört den Unterricht, die Eltern sind verunsichert und ein Arzt wird aufgesucht. Diagnose: ADHS. Bei Mädchen liegt das Durchschnittsalter der Diagnose bei zwölf Jahren, wenn der Befund überhaupt im Kindesalter erfolgt, denn bis zu 75 Prozent der Mädchen mit ADHS-Symptomen in der Kindheit bleiben unerkannt. Das Durchschnittsalter für die Erwachsenendiagnose bei Frauen liegt bei ca. 36 Jahren. Meine eigene Diagnose mit 27 Jahren war also verhältnismäßig früh.

Meine Geschichte

Ich bin 1992 geboren und damit in den 90er-Jahren aufgewachsen. In dieser Zeit war ADHS definitiv eine reine »Jungskrankheit«. Im Kindergarten hatte ich einen besten Freund – nennen wir ihn Georg –, der ein extrem anstrengendes Kind war. Er hat andere Kinder gehauen, ständig rumgeschrien und Sachen geworfen. Also stand der Beschluss relativ früh fest: Georg hat ADHS und braucht Ritalin.

Dieses Vorurteil, dass alle Kinder mit ADHS total nervig und anstrengend sind, ging so weit, dass immer, wenn ein anderes Kind sich auffällig oder überdreht verhalten hat, Sätze fielen wie: »Ich glaube, der hat ADHS!« Das gesellschaftliche Bild von ADHS war also ziemlich eindeutig. Was aber nicht gut reinpasste, waren verträumte Mädchen.

Die Symptome von Mädchen und Frauen unterscheiden sich (oft, nicht immer) von denen der Jungen und Männer. Viel häufiger werden Mädchen mit dem vorwiegend unaufmerksamen Typ diagnostiziert, bei dem die Hyperaktivität nicht nach außen stattfindet. Vielmehr werden diese Kinder als verträumt beschrieben, so, als lebten sie in ihrer eigenen Welt, sie sind eher introvertiert und ein bisschen verpeilt. Das passt natürlich gar nicht in das Bild des wirbelwindigen Zappelphilipps, fühlt sich aber in der Wahrnehmung der Mädchen mit ADHS sehr ähnlich an: Man kann nicht aus seiner Haut, wird aber der Erwartung anderer nicht gerecht.

Wer auch nicht ins Bild passt, sind Mädchen, die laut, wild und ungestüm sind. In einem gewissen Rahmen wird ihr Verhalten geduldet und sogar gefördert. Wenn sie viel draußen spielen, wenn sie Abenteuerinnen, willensstark und vorlaut sind, entsprechen sie dem Bild der furchtlosen Pippi Langstrumpf, die irgendwie ein bisschen anders, aber total liebenswert und glücklich ist. Oft macht sie ihre Missgeschicke durch einen frechen Spruch wieder wett, und das ständige Herumalbern und Herumtoben ist ein Teil ihrer aufgeweckten Persönlichkeit. Aber natürlich hat auch dieses Verständnis der Gesellschaft seine Grenzen – Pippi

Langstrumpf ist cool, aber doch bitte nur dann, wenn es gerade passend ist, und sei bitte nicht ZU laut und auch nicht so respektlos.

So ein Kind war ich: Ich hatte schier unendliche Energie, gepaart mit unstillbarem Entdeckergeist, immer auf der Suche nach dem nächsten Abenteuer, aber eben ohne entsprechenden Filter, wann es okay ist etwas zu sagen und wann nicht. Und auf der anderen Seite auch ein Mädchen, das gefallen und nicht negativ auffallen wollte.

Aber was ist daran auffällig? Bei Jungen sprechen wir von Hyperaktivität. Aggression. Impulsivität. Das sind Symptome. Und bei Frauen und Mädchen? Wir sagen abenteuerlustig, wenn wir hyperaktiv meinen, sagen frech, wenn wir impulsiv meinen, nennen Unaufmerksamkeit »verträumt«. Wir benennen bei Mädchen und Frauen viel häufiger die Symptome nicht als Symptome, sondern schreiben ihnen stattdessen Charaktereigenschaften zu.

Charaktereigenschaft vs. SYMPTOM:

- »verpeilt« = selektive Aufmerksamkeit
- »faul« = exekutive Dysfunktion
- »sprunghaft« = Impulsivität
- »kindisch« = Hyperaktivität
- »vorlaut« = Impulsivität

Und so war meine Kindheit mit undiagnostiziertem ADHS erstaunlich deckungsgleich mit der von anderen undiagnostizierten Mädchen: Meine schulischen Leistungen waren zwar gut, aber ich ging schon früh immer mit Bauchschmerzen zur Schule. Häufig tat ich morgens so, als sei ich krank, nur um meine Mutter davon zu überzeugen, dass Schule für mich heute nicht infrage kommt – selten erfolgreich. Dabei war nicht die Schule an sich das, was ich schlimm fand. Schließlich waren da meine Freunde und irgendwie immer was los. Vielmehr war es die Erwartungshaltung der Lehrer*innen und der anderen Schüler*innen, dass man 45 Minuten stillsitzen und zuhören soll, und bitte Handzeichen gibt und abwartet, bevor man etwas sagt. Und wenn man das geschafft hat, kriegt man zur Belohnung noch mal 45 Minuten. Und noch mal. Als ob das nicht genug wäre, bekommt man obendrein noch Hausaufgaben, damit man nachmittags auch noch ein bisschen stillsitzen und konzentriert arbeiten kann.

Nachdem meine Rebellion dagegen misslang, folgte Resignation und kurz darauf Depression. Und wo man vorher nicht wusste, was man mit mir machen sollte, passierte in meiner Jugend endlich etwas, nämlich Therapie – denn mit depressiven Frauen kennt man sich aus in der Gesellschaft.

ADHS & Masking

Depressionen bei Frauen und Mädchen gehen häufig mit etwas einher, das sich »Masking« nennt. Der Begriff kommt eigentlich aus der Autismusforschung und beschreibt den Prozess des Versteckens der Symptome. Häufig funktioniert das so, dass Betroffene das Verhalten von anderen imitieren, augenscheinlich normales Verhalten »üben« oder sich zwanghaft selbst kontrollieren. Ein Beispiel dafür kann sein, dass man nie zu einem Termin zu spät kommt, sondern eher deutlich zu früh. Im Alltag wurde unser Unterbewusstsein wieder und wieder bestätigt: Unpünktlich sein ist richtig doof und dafür kriegt man Ärger. Also üben wir Verhaltensweisen ein, die das Zuspätkommen verhindern – wir stellen mehrere Timer, fangen stundenlang nichts Neues mehr an, gucken zwanghaft alle paar Minuten auf die Uhr und planen einen utopischen Puffer für den Weg ein. Für Außenstehende zeigt sich ein normales Verhalten: »Lisa kommt immer pünktlich« – in meiner eigenen Wahrnehmung bin ich schon Tage vor wichtigen Terminen gehetzt und es kostet mich immense Anstrengung, diese Vorgehensweise immer wieder durchzuexerzieren.

Aber ist Masking dann nicht eigentlich etwas Gutes? Natürlich ist es von Vorteil, wenn ich zu einem Bewerbungsgespräch nicht zu spät komme. Die Zeit davor ist aber mehr als anstrengend: Ich frage mich schon Tage zuvor, wie ich dort hinkomme und wann ich losfahren muss. Am Tag des Bewerbungsgespräches schaue ich ständig auf die Uhr und habe keinen Kopf, etwas anderes anzufangen.

Natürlich ist es auch gut, wenn ich mich beim ersten Treffen mit den Schwiegereltern von meiner besten Seite zeige, mich anstrenge, ihnen gut zuzuhören, clevere Fragen zu stellen und nicht zu viel Quatsch zu reden. Aber man stelle sich vor, jede Verabredung mit Freunden artet im selben Stress aus, den man vor einem Bewerbungsgespräch empfindet. Jede soziale Interaktion wird zum selben Stress wie das erste Treffen mit den Schwiegereltern.

Für die meisten fängt das Maskieren der Symptome schon in der Schulzeit an: Wir lernen sehr schnell, dass ein bestimmtes Verhalten von uns erwartet wird und es für ein anderes Auftreten Kritik oder sogar Strafen gibt. Wir beginnen also recht früh damit, in der Schule keine Widerworte zu geben und tun so, als würde es uns leichtfallen, immer stillzusitzen, unsere Materialien dabeizuhaben und konzentriert aufzupassen. Oft geht das in den ersten Schuljahren mit vielen Notlügen einher. Denn um geschickt zu Maskieren, gehören sie natürlich dazu: Wenn ich zum dritten Mal zu spät komme, möchte niemand hören, dass ich einfach zu spät losgefahren bin, sondern dann war der Stau Schuld, der Müllwagen oder die zu spät gekommene Bahn. Wenn ich zum wiederholten Male meine Kopfhörer verlegt habe, sage ich lieber, dass sie mir geklaut wurden, anstatt mir vor anderen einzugestehen, dass sie wahrscheinlich irgendwo in meiner chaotischen Wohnung sind – im Kühlschrank vielleicht? Oder in der Waschmaschine? Auch hier gilt: Eine Notlüge holt ja jeder mal hervor. Ist das wirklich schlimm? Schlimm ist das natürlich nicht.

Schlimm wurde es aber, als ich mit meinen Lügen nicht mehr hinterherkam, ich nicht mehr wusste, wem ich was erzählt habe und so viel maskierte, dass ich mich selbst nicht mehr erkannte. Es war so, als würde ich mit 27 Jahren aufwachen und mich fragen: Wer bin ich eigentlich? Das Maskieren der Symptome geht in vielen Fällen so sehr in Fleisch und Blut über, dass wir uns für eine gewisse Dauer sogar selbst sehr gut täuschen können.

Lange Zeit behauptete ich von mir, besonders extrovertiert zu sein. In Gruppen von Menschen war ich immer besonders laut, besonders witzig, nie ruhig, nie auf Abstand. Selbst in schlimmsten Phasen meiner Depressionen war ich dauernd unterwegs und immer erreichbar. Erst später fand ich heraus, dass es mich enorm viel Energie kostet, im ständigen Kontakt mit Menschen zu sein, und noch mehr Energie, die Rolle des Clowns pausenlos aufrechtzuerhalten. Meine Angewohnheit, aus allem einen Witz zu machen, machte mich während meiner Schulzeit sehr beliebt und führte dazu, dass Leute mich nicht zu ernst nahmen – aber eben auch nicht bemerkten, dass ich eigentlich gar nicht reinpasste.

Wie kann MASKING aussehen?

- Vor Terminen obsessiv auf die Uhr schauen, aus Angst, zu spät zu kommen
- Bevor Besuch kommt, extrem aufräumen und putzen, nur um dann so was zu sagen wie: »Ich hatte gar keine Zeit aufzuräumen!«
- Sich ständig zwanghaft überprüfen (»Habe ich meinen Schlüssel wirklich eingepackt? Habe ich wirklich den Kühlschrank geschlossen?«)
- Sich selbst als besonders dumm oder unwissend darstellen, damit niemand zu viel erwartet
- Extrem darauf bedacht sein, bestimmte Strukturen aufrechtzuerhalten, um möglichst »normal« zu funktionieren

Masking kann in bestimmten Situationen angebracht und gut sein – in den meisten ist es absoluter Stress. Und das kann so weit gehen, dass man am Ende gar nicht mehr weiß, wer man überhaupt ist. Maskieren fühlt sich irgendwann einfacher an, als ständig kritisch beäugt zu werden. Spannend ist, dass man es eigentlich nur macht, um nach außen geordnet zu wirken. Häufig fehlt dann die Energie für die Dinge, die für das eigene Wohl wichtig sind: Für gesunde Routinen, Arzttermine, gesunde Beziehungen, Sport oder die Steuererklärung. Herauszufinden, ab wann man die eigene Persönlichkeit außer Acht lässt und stattdessen die Maske aufsetzt, kann dabei der erste wichtige Schritt sein.

Die Folgen einer späten Diagnose

»Eine frühe Diagnose ist oft auch nicht besser!« Der Satz fällt immer wieder, wenn ich über die Risiken einer späten Diagnose erzähle. Ich finde, das eine schließt das andere nicht aus. Eine frühe Diagnose bringt natürlich keine Vorteile, wenn die entsprechende Behandlung nicht erfolgt. Unumstritten ist aber, dass eine Diagnose im Kindesalter mit entsprechender Hilfe durch Medikamente, dem Erlernen der richtigen Strategien und einer Begleitung durch geschultes, erfahrenes Fachpersonal in den meisten Fällen zu deutlich weniger Symptomatik im Erwachsenenalter führt. Eine späte Diagnose zu erhalten, fühlt sich oft wie aufwachen an.

Wenn die Diagnose erst im Erwachsenenalter erfolgt, heißt das ja nicht, dass man vorher keine Symptome hatte oder im Leben immer gut zurechtkam. Es bedeutet, dass man vorher andere Namen fand, ohne dabei an den Kern heranzukommen. Die häufigste Folge einer späten Diagnose sind Depressionen und Angststörungen. Bis zu 60 Prozent werden im Laufe ihres Lebens mit Depressionen diagnostiziert. Vor allem jene mit unaufmerksamen ADHS-Symptomen erhalten häufig diesen Befund. Dabei können Symptome von ADHS und Depressionen sich nicht nur ergänzen, sondern auch auf den ersten Blick ähnlich aussehen.

Einige SYMPTOME von DEPRESSIONEN:

- Antriebslosigkeit/Müdigkeit
- Stimmungsschwankungen
- Hoffnungslosigkeit
- Schlafstörungen
- Verminderter oder vermehrter Appetit
- Selbstwertprobleme
- Verminderte Konzentration
- Reizbarkeit
- Gedankenkreisen

Symptome von ADHS werden häufig für Depressionen gehalten, weil viele Fachärzte sich damit besser auskennen. Frei nach dem Motto: Wenn du Hufschläge hörst, denk an Pferde, nicht an Zebras. Dabei können auch unerkannte ADHS-Symptome zu einer Depression führen. Das Leben mit undiagnostiziertem ADHS ist ein bisschen so, als würde man mit einer Gruppe an Menschen eine Wand hochklettern, aber hätte vorher heimlich die Füße zusammengebunden. Die anderen denken, ich könnte ganz normal mit Händen und Füßen klettern und wundern sich, warum ich es nicht hinbekomme oder so langsam bin, während ich mich frage, warum für mich alles so anstrengend ist.

Im Kindesalter fängt das meist mit Schulproblemen an. Als Jugendliche*r kommen die ersten sozialen Probleme dazu, und im Erwachsenenalter ist es ein ständiger Balanceakt zwischen Geldverdienen, ein soziales Umfeld pflegen und all den täglichen Aufgaben wie Aufräumen, Putzen, sich etwas zu Essen beschaffen und Rechnungen bezahlen. Bei mir führte das recht schnell dazu, dass ich morgens nicht mehr aus dem Bett kam, weil ich wusste, dass ich nicht mal ein Drittel dieser Erwartungen erfüllen werde. Ich hatte keine Lust mehr, mich mit Freunden zu treffen, weil ich Kontakte sowieso nicht aufrechterhalten kann. Und ich habe aufgehört, den Briefkasten zu öffnen.

Kein Wunder also, dass man als Arzt an Depressionen denkt, denn das sind Depressionen, aber die Ursache dafür war, dass ich mit zusammengebundenen Füßen eine Wand erklimmen soll. Außerdem erkranken ca. 20 Prozent aller Menschen im Laufe ihres Lebens mindestens einmal an einer Depression oder einer depressiven Episode, Tendenz steigend. Statistisch gesehen sind Frauen häufiger betroffen als Männer. Hat man also eine Frau mit den Symptomen einer Depression im Therapiezimmer sitzen, dann diagnostiziert man eine Depression. Pferde, nicht Zebras. Und wenn die Depressionen nicht besser werden oder immer wiederkommen, dann diagnostiziert man eine chronische Depression. Pferde, nicht Zebras. Was dabei in den meisten Fällen übersehen wird, ist, dass das, was man sieht, ein Pferd sein kann. Aber weil man nicht genauer hinschaut, missachtet man die ganze Herde Zebras dahinter.

»Wenn du HUFSCHLÄGE HÖRST, denk an ZEBRAS!«

Es gilt für Ärzte als effizienter Weg der Diagnosefindung, zuerst an das Naheliegendste zu denken und nicht an irgendwelche ausgefallenen, seltenen Krankheiten. Der Satz »Wenn du Hufschläge hörst, denk an Zebras« kommt eigentlich von Vereinigungen der Menschen, die an wirklich seltenen Erkrankungen leiden, die nicht erkannt werden, weil Ärzte häufig nur das Naheliegende diagnostizieren und behandeln. ADHS gilt nicht als seltene Erkrankung oder Störung, da mindestens 5 Prozent der Menschen davon betroffen sind. Trotzdem sind die Symptome bei Erwachsenen – insbesondere bei Frauen – vielen Medizinern unbekannt.

Angst ist ein Mechanismus des Körpers, mit Gefahr umzugehen. Dieser Mechanismus ist wahrscheinlich dafür verantwortlich, dass die Menschheit so lange überleben konnte, denn wer keine Angst hat, neigt dazu, Gefahr nicht zu erkennen und zu sterben. Bei fast allen Säugetieren kann man die Strukturen im Gehirn und die Hormone finden, die für Angst verantwortlich sind. Und auch wenn man mittlerweile relativ genau weiß, wie Ängste entstehen, sind Experten sich noch uneinig darüber, warum sie so häufig krankhaft werden.

SYMPTOME VON KRANKHAFTER ANGST: dauerhafte Ängste oder Sorgen in verschiedenen Lebensbereichen, Panikattacken, das Gefühl, aus Situationen fliehen zu müssen, Übelkeit oder »Kloß-im-Hals-Gefühl«, permanente innere Anspannung, aus »Angst vor der Angst« Situationen vermeiden, Herzrasen, Schwitzen oder Zittern in eigentlich »harmlosen« Situationen

Studien belegen, dass ca. 40 Prozent der Menschen mit ADHS ebenfalls mindestens einmal in ihrem Leben an einer Angststörung erkranken. Frauen sind dabei etwa fünfmal so häufig betroffen wie Männer.

Meine erste Panikattacke hatte ich mit neun Jahren. Ich bin nachts aufgewacht und hatte das Gefühl, keine Luft zu bekommen. Innerhalb kürzester Zeit wurde das Gefühl von Angst so überwältigend, dass ich meine Mutter weckte und sie mich zum Glück ernst nahm und ins Krankenhaus fuhr. Dort angekommen konnte man – natürlich – nichts feststellen, meine Mutter solle bei mir aber ein bisschen mit dem Zucker aufpassen.

Ab dem Zeitpunkt hatte ich häufiger diese Ängste in den unpassendsten Situationen. In der Schule, beim Sport, beim Abendessen mit der

Familie – jederzeit konnte eine Angstattacke auftreten und dazu führen, dass ich fluchtartig den Raum verlassen wollte. Mit der Zeit war die Angst ein ständiger Begleiter und veränderte sich mit der Pubertät. Plötzlich hatte ich keine Angst mehr davor, dass mir etwas passieren könnte, sondern davor, dass ich Angst bekommen würde. Denn wie uncool ist denn bitte Angst? Und dann auch noch, wenn man gar nicht weiß, wovor man sich eigentlich fürchtet. Ich hatte also jahrelang Angst, wollte aber nicht, dass man sie mir anmerkt und habe dadurch – oh Wunder – noch mehr Ängste entwickelt.

Eine richtige Theorie, warum Angststörungen mit ADHS so gehäuft auftreten, gibt es nicht, aber es gibt verschiedene Erklärungsansätze. Einer ist der, dass wir häufig schlechtere Erfahrungen in der Kindheit und Jugend machen als unsere neurotypischen Mitmenschen. Kinder können grausam zueinander sein, und Befragungen deuten darauf hin, dass Kinder mit ADHS bis zu ihrem zwölften Lebensjahr ca. 20.000 mehr negative Reaktionen von Mitschülern, Lehrern, Familienmitgliedern oder Freunden bekommen als andere Kinder in ihrem Alter. Das liegt häufig daran, dass wir – bis wir lernen, wie wir Symptome maskieren können – häufig als merkwürdig, anstrengend, zu aufgeweckt, zu verpeilt oder zu laut wahrgenommen werden. Noch dazu empfinden wir Emotionen oft deutlicher und extremer als unsere neurotypischen Mitmenschen [siehe emotionale Dysregulation auf Seite 23].

Wenn wir also negatives Feedback aus unserem Umfeld als sehr schlimm wahrnehmen, kann es vorkommen, dass wir zu hören kriegen: »Stell dich nicht so an!«

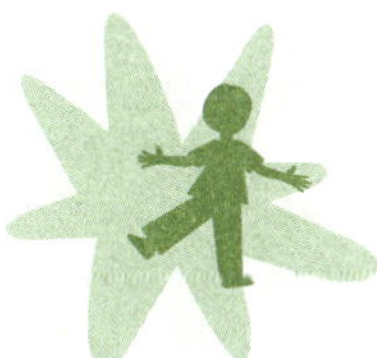

Welche ARTEN VON ANGST gibt es?

PHOBIEN: Ängste vor konkreten Auslösern wie Höhe, Spinnen, etc.

GENERALISIERTE ANGSTSTÖRUNG: ständige Sorge oder Ängste über verschiedene Lebensbereiche

SOZIALPHOBIE: starke Angst vor Interaktion mit Menschen, kritisiert oder bloßgestellt zu werden oder negativ aufzufallen

PANIKSTÖRUNG: anfallartiges Auftreten von Angst, meist mit starken, körperlichen Symptomen

Meine eigenen Ängste führe ich mittlerweile auf eine Reizfilterstörung zurück, die häufig mit ADHS einhergeht. Das bedeutet, das ADHS-Gehirn hat nicht immer die Möglichkeit, Umweltreize richtig zu filtern, weil dafür auch Neurotransmitter benötigt werden. Das heißt, Sinneseindrücke wie zum Beispiel Verkehrslärm, sprechende Menschen, Temperatur, Gerüche und sich schnell bewegende visuelle Eindrücke können vom Gehirn nicht schnell genug in »wichtig« oder »unwichtig« kategorisiert werden, sie überlagern sich im ADHS-Gehirn deswegen und können so schnell zu einem großen Haufen »zu viel« werden. Denn priorisiert werden müssen nicht nur die Eindrücke von außen, sondern auch die bei ADHS sowieso vorherrschenden rasenden Gedanken und auch die Signale, die unser Körper uns sendet.

All diese Eindrücke, die in jeder Sekunde auf uns einprasseln, können schnell zu einer Überreizung führen. Das wiederum kann körperliche Reaktionen wie Herzrasen oder Schwitzen hervorrufen und das wiederum eine Angstattacke auslösen. Also fängt unser Gehirn an, diese überreizenden Situationen mehr und mehr zu vermeiden, denn es ist evolutionär darauf trainiert, gefährliche Situationen oder Situationen, in denen wir Angst haben, zu vermeiden, damit wir nicht vom Säbelzahntiger gefressen werden.

Bei mir hat das nicht nur zu einer sozialen Isolation geführt, wie Ängste es oft tun, sondern auch zu einem völligen Versagen im normalen Leben: Ich konnte für einige Monate nicht mehr einkaufen, nicht mehr zum Briefkasten und nicht mehr ans Telefon gehen und auch nicht mehr den Müll rausbringen. Denn irgendwann ist es meistens gar nicht mehr wirklich eine angsteinflößende Situation vor der man Angst hat, sondern vor der Angst selbst.

Ich habe mich irgendwann gar nicht mehr in Situationen begeben, in denen ich in der Vergangenheit einmal Panik gehabt habe. Und so ist es dann schnell passiert, dass ich fast gar nichts mehr angstfrei machen konnte.

So schlimm muss es natürlich nicht werden. Als ich mit den Angststörungen in Therapie war, wurde mir immer wieder gesagt, ich müsse die Angst verstehen, um sie zu besiegen. Erst nach meiner ADHS-Diagnose und als ich anfing, mich mit meinem Gehirn zu beschäftigen, verstand ich, was damit gemeint ist. In meinem Fall habe ich die Angst im Nachhinein als absolute Überreizung und Überforderung wahrgenommen. Ich habe wahrgenommen, dass mein vollgestopfter Kopf gerade sagt: »Halt, Stopp, zu viel!« Seitdem konnte ich die Symptome meiner Angsterkrankung auf ein absolutes Minimum reduzieren.

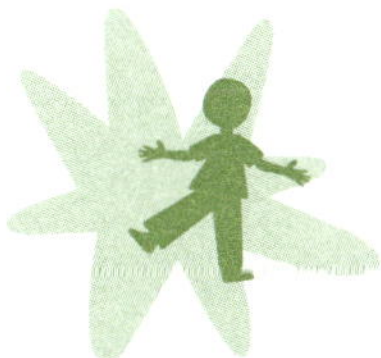

Was kann bei ÄNGSTEN HELFEN?

- **Analyse der Situation:** Ist diese Situation gefährlich oder bin ich überreizt?
- **Situationen verlassen:** Das wertet man oft selbst als ein Zeichen von Schwäche oder Versagen, es ist aber eher ein Akt der Selbstliebe. Man kann sich auch einige Minuten Auszeit nehmen und es dann noch mal probieren.
- **Darüber sprechen:** Unsere Angst will uns oft einreden, dass wir uns für sie schämen müssen. Das ist aber überhaupt nicht so. Mein Satz für diese Situationen ist: »Es könnte sein, dass ich gleich eine Panikattacke bekomme, es wäre schön, wenn du einfach nah bei mir bleibst oder wir die Situation gemeinsam verlassen. Du brauchst dir aber keine Sorgen machen!« Diesen Satz kann ich auswendig, und oft hilft es schon, ihn auszusprechen und somit das Gedankenkreisen von »Was denken die Leute, wenn ich jetzt eine Panikattacke bekomme?« zu durchbrechen.
- **Überreizung verringern:** Noise-Cancelling-Kopfhörer, White Noise, Pausen einplanen, möglichst nicht zu Stoßzeiten einkaufen, Stimming Toys wie Murmeln, Knete oder Schmuck, um die Hände zu beschäftigen, kurze Atemübungen

Ein weiteres großes Risiko einer späten Diagnose oder nicht erfolgter Behandlung ist es, an einer Suchterkrankung zu erkranken. Manche selbst ernannte ADHS-Experten behaupten, das läge daran, dass wir Menschen mit ADHS immer das Extrem suchen, immer ausbrechen wollen und immer gegen den Strom schwimmen wollen, und so eben in die falschen Kreise geraten und Suchtproblematiken entwickeln. Das ist aber nicht nur eine recht oberflächliche Erklärung für das, was eigentlich passiert. Außerdem geht man dabei davon aus, dass ADHS-Betroffene einfach irgendwann drogensüchtig werden. Dabei hat Sucht viel mehr Gesichter. Die meisten denken bei Suchtverhalten an drogensüchtige Menschen aus dem Fernsehen oder am Bahnhof, die Leute um Geld anbetteln, um sich mehr Drogen zu besorgen. Oder an den Alkoholiker, der heimlich Schnaps in seine Trinkflasche füllt. Aber Sucht spielt sich auch im ganz alltäglichen Leben ab. Viele von uns sind süchtig nach unseren Smartphones, nach Zucker, nach Koffein, nach Computerspielen oder nach dem Klingeln des Paketboten, nachdem wir wieder etwas im Internet bestellt haben. Und das trifft auf keinen Fall nur auf Menschen mit ADHS zu, sondern das sind eben gesellschaftsfähige Suchtverhalten. Selbst das Rauchen von Zigaretten, das mittlerweile längst nicht mehr so einen guten Ruf hat wie noch vor 40 Jahren, ist heutzutage maximal ein nerviges Laster (siehe Kapitel »Selbstmedikation & Sucht« ab Seite 148).

Mit das größte Risiko einer späten Diagnose ist meiner Meinung nach aber das völlig gestörte Selbstbild. Täglich erreichen mich mehrere Nachrichten von Menschen, die entweder frisch diagnostiziert oder gerade erst auf das Thema aufmerksam geworden sind. Sie schreiben Dinge wie: »Ich dachte, ich sei einfach dumm, faul, komisch« oder »Ich dachte immer, ich wäre die einzige Person, die diese Probleme hat«, und der erste Impuls ist sicherlich zu denken: Schön, dass du es jetzt besser weißt. Aber das Schreckliche an einem gestörten Selbstbild ist, dass die Prägung dessen meist bis in die frühe Kindheit zurückreicht und dieses negative Selbstbild dann sehr viele Jahre Zeit hatte, sich einzunisten und die negativen Gedanken zu festigen.

Wenn man also 20 Jahre dachte, man sei faul und die Lösung aller Probleme wäre es, sich einfach mal mehr anzustrengen – wie es ja immer gerne vermittelt wird –, dann kann eine ADHS-Diagnose diesen Gedanken zwar kurz ins Wanken bringen, aber bei der nächsten Gelegenheit werden wir uns trotzdem wieder dafür runtermachen, dass wir bestimmte Aufgaben einfach nicht hinbekommen haben. Oft wird die späte

Diagnose so dargestellt, dass man nach 20 Jahren aufwacht und plötzlich weiß, dass man die ganze Zeit gut so war, wie man war. Und in Teilen mag das sicherlich so sein und sich sehr heilsam anfühlen. Oft kommt aber nach einigen Tagen, Wochen oder Monaten die Ernüchterung, dass sich eigentlich nichts geändert hat. Man ist immer noch dieselbe Person wie vorher, und man kriegt immer noch nicht auf wundersame Weise alles hin.

Meine Gedanken unmittelbar nach der Diagnose lassen sich in fünf Phasen aufteilen, die ich »Die fünf Phasen der Trauer« nenne, denn rückblickend betrachtet war es genau das für mich: ein Trauerprozess.

1. PHASE: LEUGNUNG

Als ich meine Diagnose erhielt, wurde ADHS in den sozialen Medien noch kaum thematisiert. Dementsprechend hatte auch ich noch das veraltete Bild im Kopf, dass das eher was für kleine, hibbelige Jungs ist und ich mich damit überhaupt nicht identifiziere. Aber selbst nach der Diagnose konnte ich nicht glauben, was passierte: Das war jetzt die Diagnose? Wie kann man denn anhand von ein paar Fragebögen und Computertests mein ganzes Leben erklären? Manchmal kann ich mich schon konzentrieren – und eigentlich müsste ich mich doch gar nicht konzentrieren können.

2. PHASE: WUT

Nach der Phase der Leugnung trat ganz schnell die Erkenntnis ein: Okay, ich habe ADHS. Und diese Erkenntnis ging nicht spurlos an mir vorbei, denn relativ schnell wurde diese in meinem Kopf zu: Okay, ich habe ADHS – aber warum ist das niemandem aufgefallen? Es gab Lehrer, die mich jahrelang zum Nachsitzen schickten, weil ich meine Schulsachen nicht vollständig hatte. Ich hatte Psychotherapeuten und Psychiater, die jahrelang versuchten, meine Depressionen zu behandeln, ohne Erfolg. Da waren meine Eltern, die meine Wutausbrüche und impulsiven Verhaltensweisen in meiner Kindheit hautnah mitbekommen hatten. Und allen voran: Wieso habe ich das eigentlich selbst nicht gesehen? Heute weiß ich, dass niemand daran Schuld war – all diese Leute handelten nicht aus einer bösen Absicht heraus, sondern alle wussten es einfach nicht besser, inklusive mir selbst.

3. PHASE: WAS HÄTTE SEIN KÖNNEN?

Wir haben festgestellt: Niemand hatte Schuld. Aber relativ schnell stellte sich die Frage: Was hätte sein können? Wie wäre mein Leben verlaufen, wenn ich die Diagnose und entsprechende Behandlung viel früher bekommen hätte? So überprüfte ich jede Lebensentscheidung rückblickend mit einem ADHS-Blick. Hätte ich meine Entscheidungen anders getroffen? Wäre mein Schulabschluss besser gewesen? Hätte ich doch studiert? Wo würde ich heute beruflich stehen? Finanziell? Wären meine Beziehungen anders verlaufen? Die zu meinen Eltern, die zu meinen Partnern, die zu mir selbst? Wäre ich heute glücklicher, erfolgreicher, ganz anders? Letztendlich kann man sich mit den Fragen ewig im Kreis drehen, denn egal wie sehr wir es wollen, wir können die Zeit nicht zurückdrehen, um die Antworten zu finden. Und wer weiß – vielleicht wäre ich heute trotzdem an genau demselben Punkt.

4. PHASE: DEPRESSION

Wir wissen also: Es ist ADHS, niemand kann etwas dafür und wir können die Zeit nicht zurückdrehen, um andere Entscheidungen zu treffen. Aber wir wissen auch: ADHS ist nicht heilbar. Mir war klar, dass man mit den Symptomen besser umgehen lernen kann, aber ich hatte doch schon so viel versucht und trotzdem veränderte sich mein Zustand nicht nachhaltig. In der Phase der Depression traute ich mir selbst nicht mehr über den Weg. Warum sollte ich noch Projekte anfangen, wenn ich sie offensichtlich nicht zu Ende bringen kann? Wieso sollte ich mir Strategien überlegen, meine Wohnung aufzuräumen, wenn ich sie sowieso zwei

Tage später wieder über Bord werfe oder sie nicht mehr funktionieren? Ich fragte mich, wofür es sich überhaupt lohnte, morgens aufzustehen? Und ich sagte mir: Egal, was ich anfange, es wird keinen langfristigen Effekt haben, weil meinem Hirn schnell zu langweilig wird, also kann ich es auch gleich lassen. Von hier aus war es schwer, einfach weiterzumachen.

5. PHASE: AKZEPTANZ

Nach den Wochen der Wut und der Trauer folgten immer mehr hoffnungsvolle Tage. Ich beobachtete mich selbst, saugte Informationen auf und fand online sogar Leute, die sich genauso fühlten. Ich fing an, mein Hirn besser zu verstehen und konnte Situationen für mich anders analysieren. Statt der Frage »Was wäre, wenn?« stand nun die Akzeptanz im Vordergrund: »Ich bin, wie ich bin!« und »Ich freue mich drauf, mich besser kennenzulernen!«

Wie in jedem Trauerprozess läuft auch dieser nicht linear und vor allem nicht für jede*n gleich ab. Manche Phasen überschneiden sich, erscheinen in unterschiedlicher Reihenfolge und mit einer unterschiedlichen Intensität. Mit einzelnen Phasen bin ich auch nach nunmehr vier Jahren, die seit der Diagnose vergangen sind, noch nicht fertig, denn die Gedanken kommen immer mal wieder. Aber jedes Mal enden sie wieder in Phase 5 – Akzeptanz. Und das ist ein riesiger Schritt nach vorn.

Toxische Empathie, Harmoniesucht & People Pleasing

Menschen mit ADHS werden oft fälschlicherweise als rüpelig, empathielos und wenig feinfühlig eingeschätzt, und ich verstehe, warum dieser Eindruck manchmal entstehen kann, auch wenn die Wahrheit meistens das komplette Gegenteil ist.

Ich frage Menschen grundsätzlich nicht, wie es ihnen geht, unterbreche in Gesprächen, um meinen eigenen Senf dazuzugeben, vergesse es,

Aufgaben zu erledigen, die für meine Mitmenschen wichtig sind und wenn Leute sich länger nicht melden, vermisse ich sie häufig nicht. Ich mache manchmal Witze auf Kosten meines Gegenübers und muss meinen Freund bis zu zehnmal täglich fragen, ob alles okay ist. Das liegt in erster Linie daran, dass ich Empathie anders zeige, als die meisten Menschen. Daher erscheine ich nach außen wahrscheinlich als wenig empathisch. Meine Gedanken sind oft impulsiv und mein Hirn arbeitet interessenbasiert. Warum also Zeit verschwenden mit der Frage: »Wie geht es dir?« (wir wissen alle, die Antwort lautet in 99 Prozent der Fälle »gut, und selbst?«), wenn man auch direkt zu den wirklich wichtigen Themen kommen kann. Tiefe, ehrliche Emotionen von anderen interessieren mich nämlich viel mehr, als eine gesellschaftliche Checkliste abzuarbeiten und mich zu fragen, wie viele Fragen man stellen muss, um endlich zum Deep Talk kommen zu dürfen.

Wenn wir dann aber tiefgründig sprechen und mein Gegenüber erzählt mir vom Stress mit dem Freund, dem nervigen Vorgesetzten oder dem anhaltenden Schmerz im rechten Oberschenkel, passiert oft dasselbe: Ich erzähle die erste Geschichte, die mir dazu einfällt, und die in den meisten Fällen mich selbst betrifft. Wie egoistisch, oder? Jemand erzählt mir von einem Leiden und mir fällt nichts Besseres ein, als diese Sache als Sprungbrett zu nutzen, um meinen eigenen Müll abzuladen? Mag man auf den ersten Blick denken, aber tatsächlich geht es vielen anderen Menschen mit ADHS genauso. Ich fühle den Schmerz meines Gegenübers sehr, und was mein Hirn daraus macht, ist nichts anderes als ein: »Du bist nicht allein, und das zeige ich dir, indem ich dir meine eigene Geschichte erzähle!« Anstatt also Fragen zu stellen oder der Person Raum zum Erzählen zu geben, fallen mir Tausende Situationen ein, in denen es mir genauso oder sehr ähnlich ging und ich erzähle und erzähle, wie ich mich damit gefühlt habe, wie ich damit umgegangen bin und wie ich das im Nachhinein wahrnehme. Heute weiß ich: Das wird als total unhöflich und wenig empathisch wahrgenommen.

Seit ich in Kontakt mit anderen Menschen mit ADHS bin, ist mir deutlich aufgefallen, dass die allermeisten davon ebenfalls Empathie zeigen, indem sie ungefragt ihre eigene Geschichte rausposaunen – und ganz ehrlich: Ich mag diese Art und Weise sehr. Mir hilft es oft viel mehr, mir fünf Geschichten von anderen Menschen in einer ähnlichen Situation anzuhören, als wenn man mich nach tausend Details befragt, um möglichst empathisch zu sein.

Auch hier ist es also so, dass die Wahrnehmung von außen und meine Innenwahrnehmung nicht übereinstimmen. In vielen Bereichen bin ich sogar über-empathisch: Ich kann schon mein Leben lang keine Horrorfilme anschauen, weil mich das Leiden der Menschen psychisch so nachhaltig belastet, dass ich tagelang nicht schlafen kann und schlecht gelaunt bin. Vor einigen Jahren habe ich aufgehört, Nachrichten zu lesen und lasse mir die wichtigen Neuigkeiten stichpunktartig von meinem Umfeld erzählen, weil ich mich sonst ungebremst in das Leid anderer fallen lasse. In einem Raum voller Menschen kann ich die vorherrschende Stimmung spüren, als wäre sie meine eigene. Hinter jedem noch so schlechten Verhalten versuche ich, die Beweggründe zu verstehen und halte mich an dem Gedanken fest, dass kein Mensch etwas aus rein böser Absicht tut (in dem Wissen, dass das wahrscheinlich nicht stimmt).

Ich bin so empathisch, dass ich Spiegel und Schwamm gleichzeitig bin. Negative Gefühle von Menschen bedrücken mich, während positive Gefühle mich beflügeln, Begeisterung ist für mich hochansteckend und Trauer reißt mich in ein tiefes Loch. Ich habe ein tiefes Bedürfnis nach andauernder Harmonie, auch wenn das meiner Impulsivität und meinem Bedürfnis nach Stimulation oft entgegensteht. Es muss alles immer harmonisch sein, aber wenn alles immer harmonisch ist, werde ich wahnsinnig. Versteht man nicht? Willkommen in meinem Hirn, dem Land der tausend Gegensätze.

Ich hasse Streit. Und klar, jeder hasst Streit, aber ich kann den Zustand nicht mal fünf Minuten aushalten, kann nicht essen, schlafen oder an irgendetwas anderes denken, wenn ich mit einer Person, die mir nahesteht, im Konflikt bin. Also bin ich in Gedanken sehr oft damit beschäftigt, Streit zu vermeiden.

Am liebsten möchte ich, dass mich absolut jeder mag – und zwar immer. Ich kann den Gedanken kaum aushalten, dass jemand schlecht über mich denken könnte, sich über mich ärgert oder findet, dass ich mich falsch verhalte. Das scheint leicht dahergesagt, schließlich wird doch niemand gerne kritisiert. Und das stimmt auch. Aber bei ADHS (und insbesondere bei Frauen) kommt das nicht nur gehäuft vor, sondern nimmt so ungesunde Ausmaße an, dass es dafür ein eigenes Wort gibt: Rejection Sensitive Dysphoria.

REJECTION SENSITIVE DYSPHORIA wird häufig wörtlich übersetzt mit Angst vor Zurückweisung, allerdings hat »Dysphorie« eine etwas andere Bedeutung als die Übersetzung »Angst«. Dysphorie bezeichnet eine Störung des emotionalen Erlebens, die sich häufig durch eine ängstlich-bedrückte Stimmung äußert.

Die Angst vor Zurückweisung ist meist die Vorstufe einer ausgeprägten Sozialphobie und damit der Grund dafür, warum wir oft Probleme mit zwischenmenschlichen Beziehungen haben, angefangen in der Kindheit mit der Familie und Mitschülern und später auch in Partnerschaften. Warum Rejection Sensitive Dysphoria so extrem gehäuft bei Menschen mit ADHS auftritt, lässt sich momentan noch nicht wissenschaftlich erklären. Man geht davon aus, dass durch die Reizfilterschwäche [siehe Seite 29] die Reaktion auf Zurückweisung verstärkt ist. Heißt im Klartext: Das ADHS-Gehirn kann Reize von außen oft nicht ausreichend priorisieren. Aus dem Grund reagieren wir vielmals drastisch auf laute Geräusche oder starke Gerüche. Zurückweisung wird oft als sehr starke Emotion beziehungsweise heftiger Stress wahrgenommen und überdeckt somit alle anderen potenziellen Reize. Das kann so weit gehen, dass man in einer Situation der Zurückweisung nahezu körperliche Schmerzen empfindet und in den meisten Fällen viel extremer reagiert, als es die Situation eigentlich hergibt.

Bei mir äußert sich das in erster Linie durch eine Vermeidungshaltung und durch die ständige Angst, jemandem auf die Füße zu treten, jemandem zu viel zu sein oder jemanden zu stören. Da man Kontakte aber nicht immer umgehen kann, kommt es natürlich immer wieder zu Situationen, in denen ich mich zurückgewiesen fühle, und dann passiert etwas Spannendes: Ich, die eigentlich niemandem auf die Füße treten will, gehe auf Angriff. Denn auf die Zurückweisung reagiere ich nicht mit tausendfachen Entschuldigungssalven, wie man vielleicht denken würde, – sondern mit Wut.

Aber ich überreagiere nicht nur auf offensichtliche Zurückweisung, sondern ich vermute hinter jeder Verhaltensänderung mir gegenüber eine Ablehnung. Deswegen bin ich zeitweise entsprechend übereifrig, mein Umfeld mit der Frage zu nerven: »Alles gut?« Und es stellt sich meist heraus, dass wenn man Menschen in einem relativ kurzen Zeitraum sehr oft diese Frage stellt, irgendwann nicht mehr alles gut ist. Oder sogar sehr bald, je nachdem, wie viel Geduld die Person mitbringt. Das Problem ist nämlich, es ist egal, ob ich die Frage ein- oder fünfmal stelle – ich glaube die Antwort ja sowieso nicht. Menschen verändern ihre Stimmung aus den verschiedensten Gründen, aber mein Kopf gaukelt mir vor, jeder dieser Gründe hätte was mit mir zu tun.

Bei der Angst vor Zurückweisung kann aber nicht nur der Reizfilter eine Rolle spielen, sondern man geht auch davon aus, dass es zumindest zum Teil von einer Trauma-Erfahrung in der Kindheit rührt. Und auch das ist nicht verwunderlich, denn wie bereits erwähnt erhalten Studien zufolge Kinder mit ADHS bis zu ihrem zwölften Lebensjahr ca. 20.000 mehr negative Rückmeldung von Eltern, Mitschülern, Lehrern oder Freunden als andere Kinder in ihrem Alter.

Was hat der Zyklus mit ADHS zu tun?

Bei fast allen Personen mit Menstruationszyklus spielt dieser eine große Rolle im alltäglichen Leben und hat – oft sogar ohne, dass wir es bemerken – einen riesigen Einfluss auf unsere Stimmung, unser Energielevel und unsere Produktivität. Bei Menschen mit ADHS hat der Zyklus auch einen großen Einfluss darauf, wie sich die Symptome zeigen.

Unser Zyklus wird von Hormonen gesteuert, und in unterschiedlichen Zyklusphasen sind unterschiedliche Hormone ausschlaggebend. Man spricht entweder von zwei oder von vier Phasen, je nachdem welche Hormone man sich anschaut. Für meine Beobachtungen spreche ich von zwei Zyklusphasen, weil hier hauptsächlich die Hormone Östrogen und Progesteron eine Rolle spielen. In der ersten Zyklushälfte – also der Phase, die direkt mit der Menstruation beginnt und bis zum Eisprung anhält – ist Östrogen das vorherrschende Hormon. Östrogene sind die »Happy-Hormone«, denn sie stoßen die Produktion von großen Mengen Dopamin und Serotonin an. Das führt nicht nur allgemein zu besserer Stimmung, sondern auch zu einer besseren Konzentration und weniger Problemen mit den exekutiven Funktionen [exekutive Dysfunktion siehe ab Seite 23]. Häufig haben wir in dieser Phase auch das Gefühl, dass wir gut klarkommen und die Symptome uns nicht allzu stark belasten.

Ab dem Eisprung wird vermehrt Progesteron ausgeschüttet, um die Gebärmutterschleimhaut optimal auf eine eventuelle Befruchtung einer Eizelle vorzubereiten. Das Östrogen fällt nach dem Eisprung wieder etwas ab. Progesteron wirkt sich aber nicht nur auf die Gebärmutter, sondern auch auf die Neurotransmitter aus: GABA ist wie Dopamin ein Neurotransmitter, jedoch hat dieser eine verlangsamende, beruhigende Wirkung auf unsere Hirnkommunikation. Das klingt ja an sich erst mal schön – ruhiger und gelassener wären wir doch alle gerne. Jedoch hemmt und verlangsamt GABA auch die Reizweiterleitung im Gehirn, und das bei einem ADHS-Gehirn, das damit sowieso Probleme hat. Außerdem konnte in neueren Studien an Ratten belegt werden, dass die vermehrte Ausschüttung von GABA gleichzeitig die Ausschüttung von Dopamin und einem anderen wichtigen Neurotransmitter, nämlich Glutamat, hemmt.

GLUTAMAT: Hier ist nicht der umstrittene Geschmacksverstärker gemeint, denn dabei handelt es sich um synthetisches Glutamat. Das Glutamat, was unser Körper selbst herstellt, ist einer der wichtigsten anregenden Neurotransmitter. Er ist zum Beispiel verantwortlich für die Verarbeitung von Sinnesreizen sowie Lernen und Gedächtnisfunktionen.

Deswegen ist es nicht verwunderlich, dass sich die ADHS-Symptome während der zweiten Zyklushälfte immer weiter verschlimmern. Das gipfelt darin, dass einige Tage vor der Periode, wenn das Ungleichgewicht zwischen Progesteron und Östrogen am höchsten ist, die Symptome meist völlig aus dem Ruder laufen – von anhaltender Verwirrtheit und völligem Chaos bis hin zu undurchdringlichem Nebel im Kopf.

Hinzu kommt: Die ADHS-Medikamente wirken in dieser Zeit vielfach schlechter und bei manchen Betroffenen überhaupt nicht mehr. Stimulanzien wirken häufig als Dopamin-Wiederaufnahmehemmer [siehe Seite 46] und sollen die Konzentration von Dopamin im Gehirn steigern. Progesteron – beziehungsweise GABA – hemmt allerdings die Bildung neuer Neurotransmitter und verlangsamt den Hirnstoffwechsel deutlich. Somit hebt sich die Wirkung der Stimulanzien mit der Wirkung der Hormone gegenseitig auf. Betroffene Frauen berichten davon, dass sie kurz vor der einsetzenden Menstruation die ADHS-Medikamente nur noch merken, weil die Nebenwirkungen deutlich spürbar sind, aber der gewünschte Effekt nicht mehr festzustellen ist.

Während ich in der ersten Phase meine Symptome zwar auch bemerke, kann ich meistens durch Strategien und die Unterstützung von Medikamenten ein einigermaßen normales Leben führen, kann selbstständig arbeiten und mich ganz gut versorgen. Anders ist es in der zweiten Zyklusphase. Bevor ich von meinem ADHS wusste, dachte ich tatsächlich, dass ich eine Form von Demenz habe, denn umso näher ich zeitlich an die Periode komme, umso wilder werden die Symptome: Ich nehme Sachen, die ich zum Kochen brauche, aus dem Kühlschrank und lege sie ohne erkennbaren Grund ins Schlafzimmer, starre im Supermarkt so lange verschwommen auf das EC-Gerät, bis mich der Kassierer nach einer gefühlten Ewigkeit darauf aufmerksam macht, dass ich meine Geheimzahl eingeben muss, unterbreche Aufgaben, die eigentlich nur zehn Minuten dauern würden so oft, dass sie teilweise mehrere Tage dauern oder gar nicht gemacht werden. Ich bin so unruhig, dass ich mir nicht nur meine Nagelhaut blutig kratze, sondern ebenso meine Kopfhaut und mein Gesicht, bin kratzbürstig und gemein zu meinen Mitmenschen und empfinde brennende Wut bei den kleinsten Irritationen. Ich schlafe schlecht, esse schlecht, vergesse alle Strategien und Routinen. Termine in diese Zeit zu legen ist auch eher ein Glücksspiel. Und das alles auch, obwohl ich Medikamente nehme.

Der Wechsel zwischen den zwei Phasen ist natürlich kein Prozess, der von jetzt auf gleich passiert und dadurch merkt man oft gar nicht, wann der eigene Zustand umschlägt. Denn Termine einzuhalten, kriege ich auch sonst schlecht hin, vergesslich bin ich insgesamt sehr oft und chaotisch ist es bei mir zu Hause eigentlich immer. Nach mehreren Monaten Symptomtagebuch konnte ich aber ganz deutlich nachvollziehen: In der ersten Zyklushälfte war ich zwar auch häufig verwirrt oder gereizt, aber auch oft euphorisch und produktiv. In dieser Zeit kann ich eher nachvollziehen, warum ADHS auch eine Superkraft sein könnte, denn ich bin kreativ, habe tausend coole Ideen (von denen natürlich nur ein Bruchteil umgesetzt wird) und empfinde die Welt als aufregend und spannend. Davon ist in der zweiten Zyklushälfte nichts mehr zu spüren, und laut Symptomtagebuch überwiegen in dieser Zeit alle Symptome von Unaufmerksamkeit über Impulsivität bis hin zu Hyperaktivität. Und ebenso verschwinden diese krassen Ausschläge wie auf Knopfdruck, sobald die Periode eintritt.

Das Problem: Die meisten Frauen tun das als normale Zyklusprobleme ab. Denn eine Verschlechterung der Stimmung und der Konzentrationsfähigkeit in der zweiten Zyklushälfte ist nicht unbedingt ADHS-spezifisch, und es ist auch eine weit verbreitete Annahme, dass Frauen eben kurz vor ihrer Periode leicht reizbar und genervt sind. Dazu kommt häufig die Einnahme der Pille. Die allermeisten Pillen enthalten hauptsächlich Gestagene oder Progestin, die zu der Gruppe der Progesterone gehören. Dadurch kann es passieren, dass die ADHS-Symptome dauerhaft verstärkt wahrgenommen werden und es keine Veränderungen innerhalb des Zyklus gibt. Das wird dann meist als normale Nebenwirkung der Pille abgetan.

Die drastischen Veränderungen über den Zyklus hinweg sind in vielen Fällen einer der Gründe, warum Frauen erst spät oder gar nicht mit ADHS diagnostiziert werden. Schließlich geht es ihnen ja manchmal besser, und wenn es ihnen schlecht geht, dann sind das eben ganz normale Veränderungen im Zyklus. Was als »normal« gilt und was nicht hängt nicht mal zwangsläufig vom Leidensdruck ab, denn ein gewisser Leidensdruck innerhalb des Zyklus wird einfach vorausgesetzt. Wenn dann aber doch mal jemand darauf kommt, dass die Veränderungen im pathologischen Bereich liegen, und Betroffene in der zweiten Zyklushälfte sich wie ein komplett anderer Mensch verhalten, wird im besten Fall noch PMS oder PDMS diagnostiziert. Willkommen im Gender Data Gap in der Medizin.

> Bei **PDMS** handelt es sich um die »Prämenstruelle Dysphorische Störung«, von der ca. 2 bis 8 Prozent der Frauen im gebärfähigen Alter betroffen sind. PDMS-Symptome zeigen sich ausschließlich in der zweiten Zyklushälfte und umfassen Depressionen, Aggressionen, eine ängstlich-bedrückte Stimmung sowie körperliche Symptome.

Das ist aber wie so häufig nur die halbe Wahrheit oder es wird bei Frauen – wie so oft – nicht ganz so genau hingeschaut. Denn sobald Symptome in der Kindheit und frühen Jugend, einer Schwangerschaft oder auch nach der Menopause bestehen, kann PDMS nicht die Ursache sein. Außerdem sind die ADHS-Symptome definitiv auch in der ersten Zyklushälfte spürbar, wohingegen PDMS eigentlich ausschließlich im gebärfähigen Alter in der zweiten Zyklushälfte stattfindet.

Auch das wird von Fachärzten immer wieder fehlinterpretiert: Bei vielen Frauen fangen die sichtbaren Probleme mit ADHS häufig wirklich erst mit Einsetzen der Pubertät an – das bedeutet aber nicht, dass sie vorher nicht da waren. Mädchen haben viel häufiger unaufmerksame Symptome und die hyperaktiven Symptome finden oft nach innen gerichtet statt. Dadurch fallen sie besonders in der Kindheit eher durch schüchternes oder sensibles Verhalten auf, und selbst wenn sie den ein oder anderen impulsiven Wutausbruch haben, nimmt das in den meisten Fällen noch niemand als außergewöhnlich wahr.

Mit der Pubertät schütteln dann aber die hormonellen Veränderungen die Neurotransmitter im Gehirn noch mal ordentlich durch. Der Körper bildet nämlich neben den üblichen geschlechtsspezifischen Hormonen immer auch eine kleine Menge des jeweils anderen geschlechtsspezifischen Hormons. Bei biologischen Frauen wird also nicht nur Östrogen, sondern immer auch ein bisschen Testosteron gebildet. Besonders in der Pubertät muss sich der Hormonhaushalt aber erst mal regulieren, und so schießen während der weiblichen Pubertät nicht nur die Östrogene und Progesteron in die Höhe, die sowieso schon alles durcheinanderbringen, sondern auch die männlichen Sexualhormone. Dadurch kann es bei Mädchen erstmals zu impulsiv-aggressivem Verhalten und schulischen sowie sozialen Problemen kommen. Berechtigterweise wird aber auch das häufig nicht als Anzeichen für ADHS erkannt, sondern den hormonellen Veränderungen der Pubertät zugeschrieben. Wenn durch die entsprechende Sozialisierung Mädchen dann schneller lernen, dass sie ruhiger, freundlicher und fleißiger sein sollen oder die Mädchen generell schüchtern und sensibel sind, werden diese Verhaltensweisen wieder eher mit sich selbst ausgemacht, was dann wiederum ein hohes Risiko für psychische und Suchterkrankungen birgt.

Medizin ist männlich

Aber warum gibt es eigentlich keine Medikamente, die in jeder Zyklusphase helfen? Ein Grund dafür ist sicher, dass dieses Feld noch nicht genug erforscht ist. Und woran liegt das? Auch 2023 ist die ADHS-Diagnose bedauerlicherweise noch sehr stark an den Symptomen von Männern orientiert. Das ist begründet durch den Gender Health Gap oder auch Gender Data Gap. Hinter diesen Begriffen verbirgt sich das Phänomen, dass Frauen in der Medizin kaum stattfinden. Die meisten Krankheiten werden an Männern erforscht und nicht nur das: Sogar bei Tierversuchen kommen fast ausschließlich männliche Tiere zum Einsatz. Im Beispiel von Labormäusen liegt das nicht nur daran, dass weibliche Mäuse eher für die Zucht zur Verfügung stehen müssen, sondern wird sogar von offizieller Seite damit begründet, dass weibliche Mäuse aufgrund ihres Hormonzyklus unzuverlässigere Testergebnisse lieferten. Dabei ist der Hormonzyklus bei Mäuseweibchen ähnlich wie bei Frauen und wenn die Testergebnisse unklar sind, sind auch die Auswirkungen auf Frauen absolut unklar.

Bei der Einführung von sogenannten Gerinnungshemmern beispielsweise, also Blutverdünnern, war unklar, ob Frauen diese Medikamente während ihrer Periode überhaupt einnehmen dürfen oder ob sie daran verbluten könnten. Die Medikamente wurden im Jahr 1953 sowohl nur an männlichen Tieren als auch an Männern getestet. Da denkt man: Klar, aber Gerinnungshemmer gibt es ja nun schon lange, da hat sich bestimmt was geändert. Nein, denn auch 2018 und 2019 wurde die Hälfte aller neu zugelassenen Arzneimittel an fast ausschließlich männlichen Probanden getestet.

Wenn man sich also fragt, warum ADHS-Medikamente bei Frauen in der zweiten Zyklushälfte schlechter oder gar nicht wirken, hat man damit die Antwort. Mit großer Wahrscheinlichkeit liegt es daran, dass die Medikamente nicht an weiblichen Probandinnen getestet wurden und die Auswirkungen des weiblichen Zyklus schlichtweg nicht bekannt sind. Das scheint aber keinen so richtig zu interessieren: Als ich meinen Neurologen auf das Problem ansprach, sagte dieser mir, er habe so was in der Art noch nie gehört, ich sollte doch am besten mal mit meiner Gynäkologin darüber sprechen. Diese wiederum meinte, dass es eigentlich keinen Sinn macht, dass die Medikamente schlechter wirken, erklären könne sie sich das nicht. Im Beipackzettel der Medikamente stand nichts dazu und auch eine Zweitmeinung eines anderen Gynäkologen brachte mich nicht weiter.

Also dachte ich mir, ich sei wahrscheinlich die einzige mit dem Problem, bis ich darüber auch im Internet gesprochen habe und der Schock kam: Fast alle Personen mit Menstruationszyklus konnten in irgendeiner Weise eine veränderte Wirksamkeit der Medikamente in der zweiten Zyklushälfte – gipfelnd in der Zeit direkt vor der Periode – feststellen. Die einen berichten davon, dass die Wirkung größtenteils ausbleibt, die anderen davon, dass die Nebenwirkungen extrem zunehmen. Seit ich weiß, dass es auch anderen so geht und durch eigene Recherche außerdem verstehe, warum das so ist, lasse ich die Medikamente eine Woche vor der Periode einfach weg. Aber nicht jede hat die Zeit und die Ressourcen, zu mehreren Gynäkologen zu rennen, alle möglichen Stellen abzutelefonieren, im Internet zu recherchieren und Fachleute zu kontaktieren. Und irgendwie ist es auch ziemlich frustrierend, wieder und wieder Experten aufzuklären über etwas, das ihnen eigentlich bekannt sein müsste. Immer wieder für sich selbst einzustehen und sich anhören zu müssen, dass man sich das nur einbilde oder eben besonders empfindlich sei.

Und genau das passiert Frauen täglich – nicht nur bei ADHS-Symptomen oder nicht wirkenden Medikamenten. Herzinfarkte gehören bei Frauen zu einer der häufigsten Todesursachen. Die allgemein bekannten Symptome für Herzinfarkt sind: Brustschmerzen, Engegefühl in der Brust und Schulter- bzw. Armschmerzen … oder? Bei Männern ist das in der Tat der Fall. Bei Frauen aber zeigt sich ein Herzinfarkt meist durch Übelkeit und Erbrechen sowie Erschöpfung, und dadurch wird die lebensbedrohliche Situation bei Frauen sehr häufig erst später erkannt und behandelt. Bei ebensolchen Symptomen wird Frauen gerne die Frage gestellt: »Haben Sie gerade viel Stress?« Und auch wenn es löblich ist, dass die Bedeutung der Psyche und der Einfluss von Stress auch bei körperlichen Beschwerden Beachtung bekommt, ist es ebenso wichtig, jede Art von Beschwerden individuell und vor allem auf das jeweilige Geschlecht zugeschnitten zu behandeln.

Erst im Jahr 1980 wurde der Begriff »weibliche Hysterie« aus der medizinischen Fachsprache verbannt. Davor wurden unter diesem Begriff alle »typischen Frauenkrankheiten« zusammengefasst.

» DU KANNST

ADHS

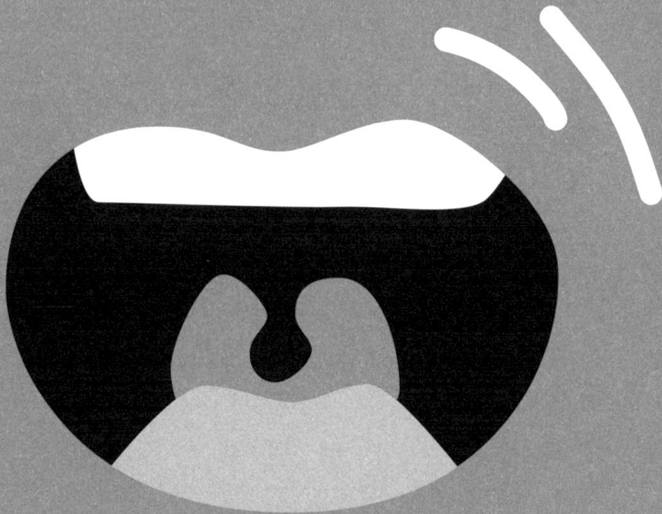

NICHT ALS AUSREDE für alles BENUTZEN!«

»Du kannst ADHS jetzt aber nicht als Ausrede für alles benutzen!« Ein Satz, den viele spät Diagnostizierte hören, wenn sie ihre Probleme mit Außenstehenden erstmals besprechen. Auch mir wurde er häufig gesagt, selbst in meiner täglichen Arbeit auf Instagram und Co. begegnet er mir immer wieder. Und ehrlich gesagt, ist mir nicht ganz klar warum.
Die Neurobiologie eines ADHS-Hirns ist grundlegend anders als die eines »normalen« Gehirns. Und egal wie sehr Betroffene sich anstrengen, Medikamente einnehmen oder Strategien anwenden: Das ADHS-Gehirn wird IMMER anders funktionieren.

Wieso ADHS stigmatisiert ist und bleibt

Immer wenn ich denke, wir sind mit der Aufklärungsarbeit rund um ADHS schon weit gekommen, treffe ich im Internet oder im realen Leben auf Vorurteile, die verbreitet werden, auf falsche Informationen, die von anderen Menschen unüberprüft übernommen werden, und ich begegne oder höre von Menschen, die Aufgrund von ADHS offen diskriminiert werden. Dann stelle ich fest: Wir sind noch ganz am Anfang mit unserer Arbeit.

Dass sich so viele Vorurteile um ADHS so lange halten, liegt wahrscheinlich daran, dass auch Wissenschaftler*innen längst nicht alles darüber wissen und selbst Betroffene jahrzehntelang nicht aufgeklärt wurden, was alles mit ADHS einhergehen kann. Selbst einige Fachärzte arbeiten noch viel mit Stereotypen: »Alle Menschen mit ADHS müssen in der Grundschule auffällig gewesen sein« oder auch »Alle Menschen mit ADHS können sich nicht gut konzentrieren«. Bei diesen Aussagen wissen wir mittlerweile, dass es zwar auf einige Personen zutrifft, aber längst nicht auf alle. Genauso wenig sind alle Menschen mit ADHS körperlich hyperaktiv, haben starken Bewegungsdrang oder treffen dauernd risikoreiche Entscheidungen. Viele Menschen, die das erste Mal von ADHS hören, glauben das aber, und oft wird der Irrglaube auch durch Erzählungen oder fehlerhafte Berichterstattung in den Medien befeuert. Das führt stellenweise dazu, dass der Eindruck entsteht, alle Menschen mit ADHS haben die gleichen Symptome. Aber nicht nur in diese Richtung findet die Stigmatisierung von ADHS-Betroffenen statt.

STIGMA beziehungsweise Stigmatisierung:
Der Begriff Stigma stammt aus dem Altgriechischen und bedeutet so viel wie »Wundmal« oder »Stich«; gemeint ist heutzutage damit eine Abweichung der Norm, die im negativen Sinne herausgestellt wird. Beispiele: »Alle Menschen mit ADHS sind hibbelig«, »Alle Menschen mit Depressionen sind faul und kommen nicht aus dem Bett« oder auch »Arbeitslose Personen sind alle faul«. Begründet ist das mit einem Vorurteil und hat fast immer eine gesellschaftliche Herabstufung zur Folge.

Ist man nämlich »anders genug« für die Gesellschaft, wird man für sein Verhalten stigmatisiert; fällt man aber eigentlich nicht im besonderen Maße auf, ist es die Diagnose an sich, die stigmatisiert wird. Immer wieder wird sie dann als Modediagnose oder Fehldiagnose abgetan und die alltäglichen Einschränkungen werden einfach nicht ernst genommen.

Ein ADHS-Hirn wird nie neurotypisch sein. Ein Großteil der ADHS-Symptome findet zudem im präfrontalen Kortex statt, also dem Teil des Gehirns, in dem auch unsere Persönlichkeit und all unsere exekutiven Funktionen stattfinden. Es ist also überhaupt nicht verwunderlich, dass die ADHS-Symptome alle Bereiche unseres Lebens beeinflussen. Wenn Betroffene sich zum ersten Mal mit ADHS beschäftigen und dabei herausfinden, dass andere, mit denen sie vielleicht sonst wenig Gemeinsamkeiten haben, von nahezu identischen Lebenswegen oder enorm ähnlichen Erfahrungen berichten, fragen sie sich zu Recht irgendwann: »Welcher Teil bin eigentlich ich und welcher Teil sind meine Symptome?« Spätestens im Erwachsenenalter kann man das immer weniger voneinander abgrenzen. Wir sind eine bunte Mischung aus Symptomen, Erfahrungen und unserer Persönlichkeit, wobei diese sich oft gegenseitig bedingen. Hatte man aufgrund seiner Andersartigkeit in der Kindheit und Jugend Schwierigkeiten mit sozialen Kontakten, wird man sich aufgrund seiner Erfahrungen wahrscheinlich sein Leben lang eher anders verhalten als jemand, der sehr positive Erfahrungen gemacht hat. Die Probleme im sozialen Miteinander sind dann zwar nicht direkt ein Symptom, beruhen aber auf Erfahrungen, die viele Betroffene aufgrund ihrer Symptome ähnlich gemacht haben.

Häufig unterhalte ich mich mit Menschen, die ich noch nie zuvor getroffen habe und die auch eine ganz andere Lebensgeschichte haben als ich – und trotzdem sind die großen Probleme oft erschreckend deckungsgleich. Genau wie ich haben etliche in ihrem Leben schon viele Beziehungen sabotiert, hatten Probleme im Job oder sind alle paar Jahre umgezogen. All das sind Dinge, von denen ich früher dachte, ich sei damit ganz allein. Als ich herausfand, dass wir viele sind und dass wir ähnlichen Herausforderungen begegnen, habe ich plötzlich immer öfter den Satz gehört: »Na ja, du kannst ADHS jetzt aber nicht als Ausrede für alles benutzen.«

Und das tue ich auch nicht, aber es ist eine Erklärung für alles.

Jobs

Einen großen Teil unserer Lebenszeit verbringen wir mit Arbeit. Kein Wunder, dass sich die ADHS-Symptome auch im Job zeigen. Acht Stunden am Tag, vierzig Stunden die Woche konzentriert und motiviert zu arbeiten, ist schon für neurotypische Menschen reines Wunschdenken. Neuere Erhebungen gehen davon aus, dass die maximale Konzentrationszeit eines neurotypischen, gesunden Menschen bei vier bis sechs Stunden liegt. Bei ADHS dürfte nicht nur dieser Zeitraum bedeutend kürzer sein, sondern auch andere Symptome beeinflussen unser berufliches Leben: Vergesslichkeit, Fokusprobleme und vor allem der Fakt, dass wir extrem schnell gelangweilt sind.

Bis vor Kurzem hätte ich gesagt, dass ich immer recht viel Glück mit meinen Jobs hatte, und ich empfand mich als erfolgreich in dem Bereich. Als ich dann später einen Termin beim Arbeitsamt hatte, teilte man mir mit, mein Lebenslauf sei »untypisch« und »abenteuerlich«.

Meine erste Anstellung während und nach dem Abitur war im telefonischen Kundenservice eines Luxus-Kaufhauses. Wenn man ausblenden konnte, dass die Kunden es eine »kleine Bestellung« nannten, wenn der Warenwert dem entsprach, was ich in drei Monaten in dem Job verdiente, war es eigentlich auch okay. Die Aufgaben waren relativ klar und erstaunlich abwechslungsreich. Das Schlimmste an diesem Job war das Großraumbüro und die damit einhergehende soziale Hackordnung unter Kollegen. Wegen ersterem war es immer laut und wuselig und wegen zweiterem hatte ich dauerhaft Lust, Leute anzuschreien. Da ich aber wusste, dass ich auf Dauer etwas anderes machen will, war es die meisten Tage aushaltbar.

Nach einem kurzen Praktikum im Tierheim begann ich die Ausbildung zur tiermedizinischen Fachangestellten in einer kleinen Tierarztpraxis, denn ich fand Medizin schon immer total spannend, aber Menschen und deren Ausscheidungen ein bisschen eklig. Da mich die Aufgabenfelder faszinierten, verkürzte ich die Ausbildung und bestand sie. Meine Chefin bremste meinen Wissensdurst nie aus, sondern förderte ihn. Relativ schnell war ich immer öfter die einzige Tierarzthelferin in der Praxis und später eigentlich »Mädchen für absolut alles«. An manchen Tagen kam ich mir vor, als sei ich ein Oktopus mit dem Telefon in einem Tentakel, der Bestellliste, einer Röntgenaufnahme, einer Blutprobe und einem Notfall-Kunden in den anderen. Ich behauptete von mir, ich funktioniere am besten bei Stress: Je kritischer die Fälle waren, desto wacher wurde ich, und umso mehr Probleme ich am Tag lösen konnte, umso gestärkter fühlte ich mich am Abend. Nicht selten kam es vor, dass ich noch Arbeit in Form von verwaisten oder verletzten Wildtieren mit nach Hause nahm, und das war auch alles kein Problem – bis es eins wurde. Einerseits war ich irgendwann total überarbeitet. Die Art von überarbeitet, bei der man nachts nicht mehr schlafen kann, weil man vom Job träumt. Die Art, bei der man während der Schicht mehrere Male ins Bad gehen muss, um eine aufkommende Panikattacke wegzuatmen. Die Art, wo man eigentlich für nichts mehr Energie hat, außer für die Arbeit.

Der Job, der mir einst so viel Energie und Selbstbewusstsein gab, fühlte sich plötzlich an wie ein riesiger, unbeweglicher Klotz am Bein. Und das nicht nur, weil ich mich selbst ins Burn-out gearbeitet habe, sondern auch, weil es nach einigen Jahren in derselben Praxis vor allem eins war: langweilig.

Damals wusste ich noch nichts von meiner Diagnose, aber heute kann ich das Problem ganz klar benennen: Das letzte bisschen Dopamin war ausgewrungen. Ich kannte einen Großteil der Kunden beim Vornamen, habe gefühlt jeden Tag dieselben Gespräche geführt, kannte jede Untersuchung, jeden Schrank und jede Schublade in der Praxis in- und auswendig und selbst die Notfälle, die früher zu einem absoluten High geführt haben, brachten die Neurotransmitter nicht mehr in Wallungen. Und wie bei jedem Hyperfokus, der endet, war der Job nicht nur von jetzt auf gleich uninteressant, sondern allein der Gedanke, ihn fortzuführen, stieß mich ab.

Andererseits war diese Praxis über Jahre mein ganzer Lebensinhalt. Ich liebte meine Chefin, meine Kolleginnen waren meine einzigen sozialen Kontakte, ich kannte jeden Kunden und fühlte mich sicher, und deswegen blieb ich deutlich länger dort, als es gut war. Aus dem einstigen Burn-out wurde etwas, das ich heute »Bore-out« nenne: übergelangweilt sein.

»BORE-OUT« ist eine Wortneuschöpfung, die angelehnt ist an die Diagnose »Burn-out«. Oft wird dieser Begriff im Zusammenhang mit ADHS benutzt, da wir bekanntlich dazu neigen, uns schnell zu langweilen. Der Begriff soll dabei helfen zu erklären, dass Aufgaben so langweilig werden können, dass es zu psychischen und körperlichen Krankheitssymptomen kommen kann.

Obwohl also eigentlich alles gut war, musste ich weiterziehen. Und das im wahrsten Sinne des Wortes, denn wenn ich einmal gelangweilt bin, dann empfinde ich alles in meinem Leben als trostlos und erbärmlich öde. Also Umzug, neuer Job, neuer Freundeskreis – ein Prozess, der sich bis zu meiner Diagnose noch viele Male wiederholen sollte. Von Dortmund nach Essen und von dort ins Allgäu, nur um dann ins Rheinland zu ziehen, und das alles innerhalb eines Jahres. Letztendlich bin ich von der Tierarztpraxis im Vertrieb gelandet und auch dieser Job war eigentlich cool: Den ganzen Tag allein im Auto sitzen und Hörbücher hören, Kundentermine machen und seinen Arbeitsalltag selbst strukturieren, schrie zu der Zeit vor allem eins: Freiheit! Und obwohl ich nicht mehr in dem Bereich arbeite, bin ich immer noch überzeugt, dass Außendienstjobs für viele ADHS-Betroffene eine gute Lösung sein können: Im besten Fall ist man begeistert von den Produkten, die man vertreibt, und diese authentische Begeisterung lässt sich oft einwandfrei auf die Kunden übertragen. Außerdem ist man irgendwie sein eigener Chef, aber ohne die Unsicherheiten der Selbstständigkeit. Meistens wird man anteilig am Umsatz beteiligt, also ist auch jeder Tag eine kleine Challenge und jedes erfolgreiche Gespräch ein kleiner Dopamin Moment. Da ich zu dem Zeitpunkt meine Diagnose kannte, nahm ich den »Bore-out-Moment« ganz bewusst wahr. Mir war klar, was da passierte. Von einem Tag auf den anderen war der eigentlich fabelhafte Job plötzlich reizloser Einheitsbrei, der Dienstwagen, der einst »Freiheit!« rief, wurde regelrecht zum Gefängnis. Die einstige abwechslungsreiche, selbstständige Arbeit wurde zum Verhängnis: Da ich meinen Arbeitstag selbst strukturieren musste, wurden meine Termine immer weniger, meine Routenplanung immer liebloser und chaotischer und meine Bemühungen, meinen Job gut zu machen, gingen gegen null. Und ich tat es wieder: Umzug im Oktober, Kündigung im März. Ich wiederholte einfach das Verhalten, was ich kannte: Umzüge helfen, das Dopamin noch mal hochzuziehen. Was ich zu dem Zeitpunkt noch nicht wusste, ist, dass dieser Dopaminschub nicht besonders lange anhält, wenn der stinklangweilige Job derselbe bleibt. Denn ich blieb in dem Bereich. In meinem Fall fünf Monate, bis es wirklich nicht mehr ging.

In der Zwischenzeit hatte ich schon einen neuen Vertriebsjob angenommen, der allerdings erst im Spätsommer starten sollte, und so konnte ich über den Sommer einen sanften Einstieg in die Selbstständigkeit wagen – und das war nahezu himmlisch. So himmlisch, dass ich, als im September meine neue Stelle startete, nach der ersten Woche schon wusste: Das wird ein kurzes Vergnügen. Nicht nur hatte ich dort – natürlich – sehr viel weniger Freiheiten als in meiner Selbstständigkeit, sondern auch weniger Freiheiten als bei meiner letzten Vertriebsstelle. Aus der Erfahrung anderer Menschen mit ADHS lernte ich erst später, dass die meisten schlecht damit umgehen können, wenn Freiheiten entzogen oder Hierarchien steiler werden, während der umgekehrte Weg – Freiheiten dazugewinnen und flachere Hierarchien – natürlich super klappt.

Außerdem nahm ich die Langeweile aus dem alten Job einfach nur mit, denn natürlich ändern sich die Abläufe in einem anderen Job im selben Berufsfeld nie komplett. Bereits nach wenigen Wochen war also klar, dass ich den Weg in die vollständige Selbstständigkeit wagen werde. Ebenso unemotional wie diese Erkenntnis ablief, liefen dann auch die Kündigung und der darauffolgende Behördenwahnsinn.

DIE TOP 5 JOBS für zufriedene ADHS-BETROFFENE:

(laut einer Befragung meiner Community)

- Ergotherapeut*in
- Erzieher*in
- Sozialarbeiter*in
- Rettungssanitäter*in
- Selbstständige*r

ADHS & Energie

Das Energielevel mit ADHS ist ein Mysterium. Während man manche Tage aufwacht und am liebsten Bäume ausreißen würde, ist man an anderen schon nach dem Zähneputzen komplett erledigt. Und das blöde daran ist, dass es nicht planbar ist, wann das passiert. Genauso wenig hilfreich ist es, wenn schier endlose Energie da ist, aber eben nur für die vermeintlich falschen Dinge [siehe ab Seite 36 | Hyperfokus].

Wenn wir über ADHS-Symptome sprechen, fokussieren wir uns viel auf die, die mit Impulsivität, rasendem Gedankenchaos und innerem Getriebensein einhergehen, was zu der Fehleinschätzung führt, dass in einem ADHS-Gehirn immer alles schnell, schnell, schnell zugeht wie auf einer Autobahn. Ein weit verbreiteter Trugschluss ist außerdem, dass man mit ADHS viel mehr Energie zur Verfügung haben müsste als Menschen ohne ADHS. Schließlich steht das H ja für Hyperaktivität. Zwei der häufigsten Begleitsymptome von ADHS sind allerdings Erschöpfung und chronische Müdigkeit. Denn auch ein häufig rasendes ADHS-Hirn kann nur so lange mit 250 km/h über die Überholspur ballern, bis das Benzin ausgeht. Was vielen Betroffenen aber auch schwerfällt, ist Pause machen, und dadurch fahren viele von uns konstant mit rot blinkender Reserveleuchte. Rasende Gedanken und ein ständiges Springen von A nach B sind anstrengend, von dem enormen Bewegungsdrang und der ständigen Angst etwas zu vergessen mal ganz zu schweigen. Da das Hirn aber so gut wie nie stillsteht, merken wir chronischen Stress oder akute Überarbeitung oft erst, wenn andere Symptome dazukommen. Doch körperliche Müdigkeit ist schnell vergessen, wenn uns um 23 Uhr einfällt, dass wir noch nie die aerodynamischen Eigenschaften von Flughörnchen gegoogelt haben. Und selbst wenn wir erkennen, dass es vielleicht gerade alles ein bisschen viel ist – wie verdammt soll man sich jetzt am besten erholen?

Mal eine Pause einzulegen ist ein Phänomen, dessen Existenz und Nutzen mir bis vor einigen Monaten gar nicht klar war. Vorher empfand ich aufgezwungene Pausenzeiten in der Schule und auf der Arbeit immer als absolut stressig: Wenn mich gerade ein Thema interessierte oder ich es endlich geschafft hatte, mich in eine Fragestellung reinzudenken, wurde ich nicht nur gezwungen, den Raum zu verlassen, ich musste dann auch noch mit anderen Leuten über andere Themen reden, nur um dann nach zwanzig Minuten erneut gezwungen zu werden, mich wieder auf Knopfdruck zu fokussieren.

Pausen am Arbeitsplatz waren für mich in erster Linie dazu da, körperliche Bedürfnisse zu erfüllen, und ich kann mich an keine einzige erinnern, in der ich nicht entweder im Kopf oder in Wirklichkeit weiterhin mit meinem Job beschäftigt war. Als ich in einer Tierarztpraxis arbeitete, war die Mittagspause sogar drei bis vier Stunden lang, weil die Praxiszeit auf Vormittags- und Nachmittagssprechstunde aufgeteilt war. Also hieß es für mich: schnell nach Hause, einkaufen gehen, kochen, essen, mit dem Hund raus und dann noch eine halbe Stunde ausharren, bis ich gleich wieder zur Arbeit muss. Wellnessurlaub ist ein Dreck dagegen!

Sich mit neurotypischen Menschen über Pausen zu unterhalten, war dabei ein absoluter Augenöffner. Es scheint nämlich tatsächlich Menschen zu geben, die vorgeschriebene Pausen als angenehm empfinden, sich darauf freuen, abschalten zu können, um danach frisch wieder an den Schreibtisch oder die Ladentheke zu gehen. Und ich dachte mein ganzes Leben lang, dass Pausen für jeden Menschen ein aufgezwungenes, stressiges Konstrukt sind. Erst als ich mich selbstständig machte und somit nicht mehr verpflichtet war, zu einer bestimmten Zeit Pause zu machen, ist mir die Bedeutung klar geworden. Und die Erkenntnis, dass die Qualität von Pausen unterschiedlichen Einfluss auf unser Energielevel hat, war überwältigend. Denn die meisten von uns machen keine Pausen, wenn sie nicht dazu gezwungen werden. »Mit ADHS bloß nicht hinsetzen!« – ein weit verbreiteter Tipp innerhalb der Community, der darauf abzielt, dass wir, wenn wir uns hinsetzen, den Fokus und den Flow verlieren und die Wahrscheinlichkeit hoch ist, dass wir dann die Aufgabe, von der wir Pause machen, nie wieder anfangen werden. Das ist auch nicht von der Hand zu weisen, denn die Wahrscheinlichkeit ist hoch, dass wir innerhalb einer Pause von irgendetwas abgelenkt werden und aus zwanzig Minuten plötzlich drei Stunden werden, in denen wir oft nicht mal wirklich abschalten, sondern irgendeiner anderen Arbeit nachgehen.

Auch bei mir muss Pause immer Stimulation beinhalten. Da ich meine Gedanken nicht auf Knopfdruck an- und ausschalten kann, muss auch dann irgendwas mein Gehirn füttern. Das kann so aussehen: Mir fällt durch ein lustiges Bild ein, dass Flughörnchen existieren und ich gar nichts über diese Tiere weiß. Also suche ich im Internet nach Flughörnchen und werde relativ schnell auf deren außergewöhnliche Aerodynamik aufmerksam, also recherchiere ich und will mehr wissen. Stehen die eigentlich unter Naturschutz? Libellen stehen auch unter Naturschutz – und so geht die wilde Informationsflut weiter und weiter. So verbringt man gut eine Stunde, in der man zwar Pause gemacht hat, aber das Hirn durchgehend beschäftigt war. Ist das also eine schlechte Pause? Absolut nicht, aber die Wahrscheinlichkeit ist hoch, dass ich sie immer weiter ausweite und am Ende nicht mehr in meine eigentliche Aufgabe zurückfinde.

In der Selbstständigkeit, wo mich niemand zum Pausenmachen zwingt, arbeite ich oft durch und mache dafür früher Feierabend. An anderen Tagen räume ich mir viele kleine Zeitfenster ein, je nachdem, was meine Aufgaben sind. Ob es mir so immer gelingt, nach den Pausen den Fokus zurück auf das eigentliche Thema zu lenken? Nein. Das bedeutet: Es gibt nicht die eine perfekte Strategie, sondern viele verschiedene, und die variieren bei mir auch von Tag zu Tag.

Tipps für PAUSEN:

- **Lieber längere Pausen einplanen als kürzere** – sonst muss man sich immer wieder neu zur Aufgabe überwinden, was für ADHS-Gehirne schwierig sein kann.
- **Timer stellen** – damit man nicht in der Pause hängen bleibt.
- **Festgelegte Aktivitäten für Pausen finden, die eine bestimmte Zeit brauchen** – also zum Beispiel eine »Pausen-Playlist« anlegen, die 30 Minuten dauert, eine Podcast-Folge hören oder spazieren gehen.
- **Pomodoro-Methode** – bei manchen Betroffenen funktioniert auch die Pomodoro-Technik, bei der ein visueller Timer auf beispielsweise 25 Minuten gestellt wird, in denen gearbeitet wird. Wenn dieser abgelaufen ist, folgt eine Pause von zum Beispiel 5 Minuten. Danach geht es wieder weiter mit 25 Minuten fokussierten Arbeitens. Die Länge der Arbeits- und Pausenzeit kann nach Belieben gewählt werden.

Wichtig: Pausen müssen für DICH funktionieren, nicht für andere. Nur weil andere in ihrer Pause aktiv sind, meditieren oder lesen, musst du das nicht auch tun. Pausen sind etwas sehr Individuelles und sollten kein zusätzlicher Stressfaktor zur Selbstoptimierung sein.

Energie & die Löffel-Theorie

Energie ist super individuell und in unserem Kontext schwer greifbar. Wenn jemand sagt: »Heute habe ich sehr viel Energie«, dann kann ich eigentlich mit dieser Information wenig anfangen. Hat derjenige Energie, um einen Marathon zu laufen oder Energie, um sich zweimal am Tag die Zähne zu putzen und Tante Ute zum Geburtstag anzurufen?

Einen guten Erklärungsversuch bietet die sogenannte Löffel-Theorie. Aber was haben Löffel denn bitte mit der unterschiedlichen Energieverteilung von Menschen zu tun? Eigentlich nichts, denn wir könnten auch von Gabeln, Bauklötzen oder Stiften sprechen. Ursprünglich kommt die Theorie aus einer Community von Menschen mit chronischen Schmerzerkrankungen und wird mehr und mehr von anderen mit chronischen Erkrankungen und auch neurodivergenten Menschen übernommen.

Um zu erklären, was unsichtbare Behinderungen oder Krankheiten im Alltag bedeuten, schrieb die Lupus-Betroffene und Bloggerin Christine Miserandino einen Blog namens »But you don't look sick« (»Aber du siehst nicht krank aus!«). Sie benutzte die Metapher der Löffel, um ihrer gesunden Freundin bildlich zu erklären, wie sie sich ihre Energie als chronisch kranke Person einteilen muss.

Sie gab ihrer Freundin zwölf Löffel und bat sie, Aufgaben aufzuzählen, die sie am Tag verrichten muss oder möchte. Für jede Aufgabe nahm sie ihr einen Löffel weg. Als die Löffel immer weniger wurden, war die Freundin dazu gezwungen, Entscheidungen zu treffen: Einkaufen oder Abendessen zubereiten? Um beides zu erledigen, hatte sie nicht mehr genügend Löffel in der Hand.

In meinem folgenden Beispiel hat ein gesunder, neurotypischer Mensch, wenn er aufwacht, 20 Löffel zur Verfügung. Jede Aktivität braucht eine unterschiedliche Anzahl an Löffeln – schließlich fallen uns manche Aufgaben deutlich leichter als andere. Bei einem neurotypischen, gesunden Menschen würde die Löffelverteilung vielleicht so aussehen:

- Mit der Bahn zur Arbeit fahren: 2 Löffel
- Meeting mit der Vorgesetzten: 3 Löffel
- Kundentermin : 3 Löffel
- Nach der Arbeit ins Gym: 2 Löffel

So hat dieser Mensch nach der Arbeit gerade mal zehn Löffel verbraucht und hat noch einige für den Tag übrig. Bei einer Person mit ADHS kann diese Verteilung grundsätzlich anders aussehen: Einflüsse wie Depressionen, Ängste, Reizüberflutung und Vergesslichkeit verbrauchen im Hintergrund immer Energie, also Löffel. In diesem Beispiel leidet der Mensch zusätzlich unter den für ADHS so typischen Schlafstörungen, startet also sowieso nur mit 15 Löffeln in den Tag:

- Aufstehen: 1 Löffel
- Zähne putzen: 2 Löffel
- Nachrichten lesen: 2 Löffel
- Eine Nachricht beantworten: 1 Löffel
- Schlüssel suchen: 2 Löffel
- Fünfmal nachsehen, wann noch mal die Bahn fährt: 2 Löffel
- Zur richtigen Zeit losgehen: 2 Löffel
- Am vollen Bahnhof stehen: 3 Löffel

Dieser Mensch hat also seine 15 Löffel für den Tag schon aufgebraucht, bevor er überhaupt zur Arbeit gefahren ist. Menschen mit ADHS erleben diesen Effekt fast täglich. Man startet mit weniger Löffeln in den Tag, verbraucht mehr für die gleichen Aktivitäten und muss zusätzlich Löffel ausgeben für Dinge, die die Symptome mit sich bringen. Betroffene müssen immer und bei allen noch so kleinen Aktivitäten individuell und aufs Neue entscheiden, ob sie noch Löffel übrighaben, oder diese lieber für etwas anderes aufsparen möchten. Gehen sie mit ihren Löffeln nicht achtsam um, folgt früher oder später unweigerlich ein Zusammenbruch.

Das Umfeld kann oft nur schwer verstehen, warum man erschöpft ist, obwohl man doch in ihren Augen vermeintlich »wenig« geleistet oder geschafft hat.

Wenn die Löffel aufgebraucht sind, ist es sinnvoll, sofort eine lange Pause zu machen und sich zurückzuziehen. Für manche kann es helfen etwas zu tun, das die Löffel wieder auffüllt – das kann schlafen sein, aber auch etwas spielen, lesen, einem Hobby nachgehen oder Freunde treffen. Für mich ist es extrem schwierig, Löffel wieder aufzufüllen. Meistens ist es so, dass ich mich zurückziehe und mir eine Pause gönnen will, mein Gehirn aber noch Stunden damit zubringt, darüber nachzudenken, was ich eigentlich alles machen müsste. Und das kostet – oh Wunder – Löffel.

Ein weiteres Problem ist es, dass man für jeden Tag eine neue Löffelverteilung aufstellen muss. An manchen Tagen wacht man mit deutlich mehr Löffeln auf, merkt aber über den Tag, dass einzelne Aufgaben viel mehr Löffel verbrauchen als sonst. An anderen Tagen wache ich auf und merke, dass ich nicht wie sonst fünfzehn Löffel habe, sondern zwei. Manchmal fühlt sich die Zahl auch schier unendlich an und ein paar Tage später merke ich: Ups, die Löffel waren doch nur geliehen, und Löffel-Schulden sind Ehrenschulden.

Ich bin mittlerweile innerhalb meiner Community dazu übergegangen, das Wort Energie durch das Wort Löffel zu ersetzen – denn es ist immer auch ein Reminder, dass unsere Energie begrenzt ist und wir mit Löffeln sparsam sein müssen. Stelle ich also einer Person, mit der ich arbeite, die Frage: »Hast du gerade Energie, kurz diese eine Aufgabe für mich zu erledigen?«, ist die Antwort vielleicht Ja, weil in diesem Moment die Energie dafür da ist. Wenn ich hingegen frage: »Hast du gerade Löffel, um diese Aufgabe für mich zu erledigen?«, dann könnte die Antwort anders ausfallen, denn vielleicht erinnert sich die Person daran, dass sie heute noch ganz viele andere Dinge erledigen muss, die alle Löffel kosten. Und auch wenn die Energie in diesem Moment da wäre, würde das dazu führen, dass am Ende die Energie – oder die Löffel – nicht mehr ausreichen, um andere Tagesaufgaben zu meistern. Wenn man hin und wieder seine Tageslöffel-Anzahl überschreitet, kann das zu kurzfristig schlechter Laune, Wutausbrüchen oder Paralyse führen, außerdem stellt sich meist eine spontane Erschöpfung ein.

Braucht man regelmäßig seine Löffel auf und tut auch nichts, um diese wieder aufzufüllen, sind die Folgen davon schwer abzusehen. Bei mir ist es so, dass mein Körper sich relativ schnell durch eine Krankheit, einen Hautausschlag oder heftige Verspannungen bemerkbar macht. Wenn man diese Signale ignoriert, kann es im schlimmsten Fall aber auch zu einem Burn-out oder einer Depression führen.

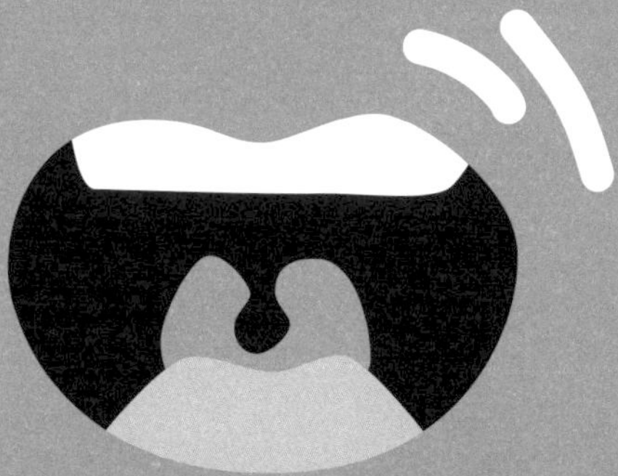

>> EIN BISSCHEN

ADHS

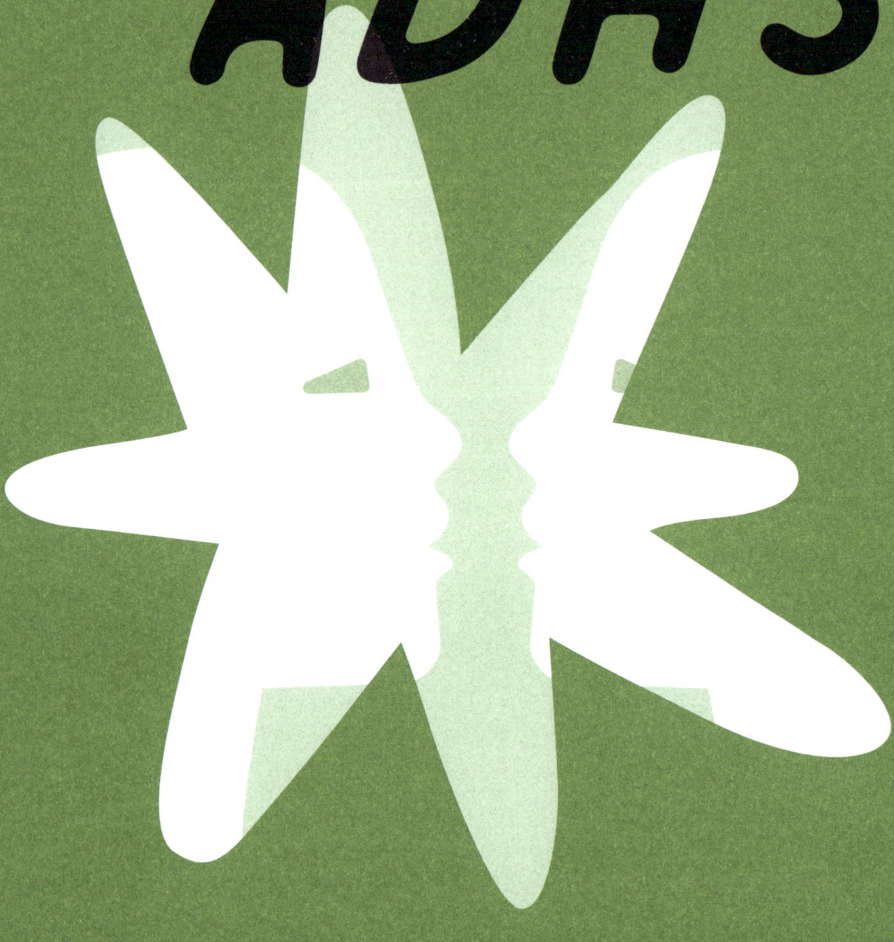

HAT DOCH JEDER mal!«

Phänomene wie unaufmerksam sein, sich leicht ablenken lassen oder prokrastinieren gelten in Zeiten von Smartphones mehr und mehr als normal. Das fühlt sich für mich manchmal wie eine Bagatellisierung meiner eigenen Symptome an. Wenn dann jemand sagt: »Ein bisschen ADHS hat doch jeder mal«, dann wird dabei nicht nur ignoriert, dass es sich bei ADHS um eine angeborene Störung handelt, sondern eben auch ausgedrückt, dass wir uns eigentlich nicht so anstellen müssten, andere kämen ja auch klar. Das gilt übrigens allumfassend: Nicht jeder ist ein bisschen depressiv, nicht jeder ein bisschen autistisch und nicht jeder hat ein bisschen PTBS (Posttraumatische Belastungsstörung).

Warum ADHS so nachvollziehbar ist

Wenn man über ADHS-Symptome spricht oder sich darüber beklagt, wie schwer einem eine Sache fällt, dann passiert ganz häufig etwas Spannendes, denn meistens hört man dann: »Oh ja, das kenn ich auch!« Das ist größtenteils total nett gemeint, und Menschen funktionieren einfach so: Wir bauen Beziehungen auf, indem wir mit Leuten, die uns einigermaßen ähnlich sind, ähnliche Erfahrungen austauschen. Trotzdem gebe ich mir mittlerweile aktiv Mühe, den Satz zu überhören oder nicht darauf einzugehen.

Dabei gibt es unterschiedliche Fälle. Wenn ich sage: »Hab heute schon wieder einen Termin vergessen!« und dann jemand daran anknüpft und seine eigenen Erfahrungen teilt, ist das natürlich völlig normal und in Ordnung. Wenn ich allerdings sage: »Uff, meine ADHS-Symptome sind im Moment wieder schlimm, ich bin total verpeilt!«, dann sollte die Reaktion in dem Moment fairerweise nicht sein: »Oh, ja, ich bin grad auch total verpeilt, ist nicht schon wieder Vollmond?«.

Die hohe Identifikation mit ADHS-Symptomen merkt man momentan auch in den sozialen Medien: Instagram und TikTok sind voll von Videos, die ADHS-Symptome auf eine humorvolle Art und Weise zeigen. Das sind meistens Alltagssituationen, die jeder irgendwie kennt: Man hat etwas vergessen und erfindet eine Notlüge, man lässt beim Kochen etwas im Ofen bis zur Unkenntlichkeit verbrennen, man schweift gedanklich komplett ab, während einem jemand was erzählt. Dadurch, dass diese Videos oft lustig dargestellt sind, wird es einfach gemacht, sich darin wiederzufinden.

Außerdem leben wir alle in einer rasend schnellen Welt, mit wahnsinnig vielen Meinungen von außen und wahnsinnig hohen Ansprüchen an das Leben. Da wäre es eher merkwürdig, wenn ein Mensch nie etwas vergisst, nie etwas anbrennen lässt oder immer jedem Gespräch folgen kann. Was aber den großen und entscheidenden Unterschied in dieser Thematik macht, ist die Intensität und Häufigkeit dieser Situationen. Wenn ich einmal die Woche etwas vergesse oder eine Aufgabe bis zum letzten Drücker aufschiebe, habe ich mit hoher Wahrscheinlichkeit eher kein ADHS, sondern prokrastiniere vielleicht gerne meine Aufgaben oder bin generell ein eher vergesslicher Mensch. ADHS bedeutet, all diese Symptome täglich, manchmal sogar mehrfach am Tag zu erleben. Das geht häufig so weit, dass jede soziale Beziehung davon beeinflusst wird, und wir uns meist viel mehr anstrengen müssen, um im normalen Leben eine Chance zu haben, als nicht-betroffene Menschen.

Ich selbst kann mich nicht davon freisprechen, diese Art von Videos oder Memes auf Instagram zu teilen oder selbst zu produzieren. Denn nach all den Jahren, in denen ich mich mit meinen Symptomen so allein gefühlt und größtenteils versteckt habe, ist es eine Wohltat, gemeinsam mit anderen über meine Symptome reden und im besten Fall sogar darüber lachen zu können. Und wenn man sich die Memes im Internet anschaut, dann gibt es viele Gründe, über ADHS Scherze zu machen: Wieder den ganzen Tag vergessen zu essen – LOL. Wieder drei Wochen nicht der besten Freundin zurückgeschrieben – Ups. Haha, wieder sechs Stunden auf der Couch gelegen, unfähig irgendetwas zu tun.

Dabei würden die wenigsten Betroffenen ihre Symptome in Summe wirklich als etwas Lustiges beschreiben. Macht es trotzdem mehr Spaß, sich darüber lustig zu machen als darüber zu jammern? Ja. Ist es trotzdem ein Problem für die Aufklärungsarbeit über ADHS? Wahrscheinlich auch ja.

Das Problem in den sozialen Medien ist häufig der Algorithmus. Denn wenn man sich ein witziges Video über ADHS angeschaut hat, vielleicht damit interagiert hat, dann ist es sehr wahrscheinlich, dass man bald das nächste humorvolle Video oder Meme zu dem Thema präsentiert bekommt. Und noch eins, und noch eins. Und vielleicht kann man sich mit allen davon irgendwie identifizieren. Wenn das der Fall ist, sage ich immer: Das ist für mich zumindest eine Begründung, sich näher mit dem Thema zu beschäftigen oder sich gar um eine Diagnostik zu bemühen.

Dadurch, dass die offiziellen Symptome sehr vage gehalten sind, passieren mir regelmäßig zwei Dinge: Einerseits kommt im Internet, egal, über welches Thema ich Inhalte erstelle, eine Person daher, die kommentiert: »Ich glaube, das ist kein ADHS, das hat doch jeder!« Auch hier werden die Intensität und Häufigkeit des Symptoms komplett außer Acht gelassen.

Andererseits kann ich aber nicht mal in der Story mein Müsli posten, ohne dass jemand fragt: »Boah, Müsli essen mach ich auch immer, ist das auch so ein ADHS-Ding?« Und auch da verstehe ich, wo das herkommt, vor allem bei spät Diagnostizierten. Man findet plötzlich diese Antwort auf viele Fragen und sucht dann immer mehr nach Erklärungen. Die Identifikation kann in dem Fall nahezu süchtig machen – jeder Aha-Moment ein neuer Kick.

Aber: Wenn alles zum ADHS-Symptom wird, dann ist irgendwann auch nichts mehr ein ADHS-Symptom, und so wird es für Außenstehende immer schwieriger abzugrenzen: Was ist denn nun ADHS, und was ist es nicht? Nicht, dass das eine Frage wäre, die man beantworten könnte.

Sind Selbstdiagnosen überhaupt okay?

Selbstdiagnose ist ein Thema, das die Gemüter bewegt. Es wird quer durch alle Medien geschleift und von Außenstehenden kritisch beäugt. Von einer »TikTok-Diagnose« ist immer wieder die Rede, aber auch davon, dass es jawohl nicht sein kann, dass so viel Content über ADHS existiert, das sei ja für niemanden hilfreich – außer für die Reichweite der jeweiligen Content Creator.

Was in diesen Artikeln und Beiträgen häufig eine Rolle spielt, sind lustige Memes und Videos in den sozialen Medien. Und bis zu einem gewissen Punkt finde ich die Kritik sogar nachvollziehbar: Auch ich finde, dass man nach der Betrachtung von drei lustigen Memes nicht verkünden sollte, man habe ADHS. Es wird gerne dargestellt, als sei genau das der Fall, dabei würde ich behaupten, dass das so gut wie nie vorkommt.

Es ist wichtig, die Symptome von ADHS von den Symptomen anderer Erkrankungen abzugrenzen. Ähnliche Symptome haben zum Beispiel PTBS (Posttraumatische Belastungsstörung), Borderline oder FASD (Fetal Alcohol Spectrum Disorder) sowie einige hormonelle Veränderungen. Allerdings können diese Erkrankungen immer auch mit unbehandelter ADHS einhergehen, sodass eine Abgrenzung schwierig sein kann. Also würden wir in einer perfekten Welt doch alle beim ersten Verdacht unseren Arzt fragen und zur Diagnose gehen, oder?

Selbst wenn wir das wollten, könnten wir das nicht, denn es gibt keine Termine bei Fachärzten. Das ist nicht nur bei der ADHS-Diagnostik ein Problem. Wenn in den jeweiligen Praxen überhaupt noch Menschen ans Telefon gehen, sind die Wartezeiten oft endlos lang. Man solle doch in einem Jahr noch mal anrufen, dann gäbe es vielleicht wieder eine Warteliste.

Einen Termin zu bekommen, ohne vorher wochenlang telefoniert zu haben, grenzt an einen Lottogewinn. In nicht wenigen Fällen stellt sich dieser vermeintliche Gewinn aber im Nachhinein als Niete heraus, denn die Qualität einer Diagnostik ist nicht immer gleich. Viele Fachärzte kennen sich maximal mit der Diagnostik und den Diagnosekriterien von Kindern aus. So kommt es leider häufig vor, dass man wochen-, monate- oder jahrelang gewartet hat, um dann fünfzehn Minuten in einem Behandlungsraum zu sitzen mit dem Ergebnis: »Sie können kein ADHS haben, Sie haben ja Abitur!« Und nach so einem Erlebnis den ganzen Prozess wieder bei null anzufangen, ist absolut demotivierend.

Wie soll es also in der Realität aussehen? Man wird auf das Thema ADHS aufmerksam, findet im besten Fall einen Facharzt und bekommt in sechs Monaten einen Termin. Die Meinung der Medien scheint zu sein, dass man sich in der Zeit nicht weiter mit ADHS-Inhalten online beschäftigen soll, schließlich würde einen das für eine spätere Diagnose verblenden, weil man sich schon zu sehr mit der Diagnose identifiziert … oder so ähnlich.

Im Prinzip ist die vermeintliche »Selbstdiagnose« in den meisten Fällen nur ein eigener erster Verdacht, der unterschiedlich stark sein kann. Wir diagnostizieren uns eigentlich andauernd selbst – ob nun mit Erkältung oder Grippe, Magen-Darm-Infekt oder Rückenschmerzen. Die wenigsten Menschen gehen bei den ersten Anzeichen sofort zum Arzt und bitten um eine vollumfängliche Abklärung. Oft beginnt die Diagnose dann eh mit einem: »Das beobachten wir erst mal!« Eine ADHS-Selbstdiagnose wird aber medial stark kritisiert. Oft geht das einher mit der Angst vor Fehldiagnosen.

Aber was ist eine Fehldiagnose überhaupt? Salopp gesagt handelt es sich dabei um einen Befund von einem Arzt oder dem Patienten, die der vorliegenden Krankheit nicht entspricht. Und das kann bei ADHS aufgrund der Ähnlichkeit zu anderen Diagnosen auf jeden Fall passieren. In der Berichterstattung wird allerdings immer nur von den Fehldiagnosen gesprochen, die Patienten an sich selbst vornehmen, wenn sie sich fälschlicherweise mit ADHS-Symptomen identifizieren können. Die Herangehensweise finde ich deswegen viel zu einseitig, weil im Gegenzug selten über die Fälle gesprochen wird, in denen Betroffene entweder keine Diagnose erhalten wegen »zu guter Zeugnisse«, weil sie im Behandlungszimmer zu gut stillsitzen können oder aber, weil sie im Laufe ihres Lebens einen Haufen anderer Diagnosen sammeln – meistens Depressionen, Angststörungen, Borderline, Bipolare Störung oder andere Persönlichkeitsstörungen, die alle auch in Kombination mit ADHS auftreten, genauso aber auch durch ihre ähnlichen Symptome zu einer Fehldiagnose führen können.

Die genauen Folgen einer Fehldiagnose mit ADHS sind nicht erforscht und es ist auch unklar, wie oft ADHS als Fehldiagnose vorkommt. Natürlich ist es schmerzhaft, wenn das vermeintlich richtige Puzzleteil am Ende doch nicht passt.

Genauso wie eine Fehl-Selbstdiagnose kann aber auch eine fachärztliche Diagnose falsch oder ungenau sein, gerade wenn die Untersuchung aus wenigen Tests oder nur einem Termin besteht. Denn manche Fachärzte kennen sich schlichtweg nicht gut aus oder nehmen sich zu wenig Zeit, um andere Ursachen auszuschließen. Die Folgen einer Fehldiagnose kennen wir wie gesagt nicht, wir kennen aber sehr wohl die Folgen von undiagnostiziertem ADHS: Depressionen, Angststörungen, Suchterkrankungen und ein negatives Selbstwertgefühl [siehe Seite 61 | Risiken einer späten Diagnose].

Sind Selbstdiagnosen ideal? Nein. Würde ich in einer perfekten Welt jeder Person, die den Verdacht hat ADHS zu haben, zu einer Diagnostik raten? Ja. Wir leben aber nicht in einer perfekten Welt: Fachärzte sind rar oder schlichtweg nicht genug geschult. Außerdem kann es auch heute noch negative Folgen haben, sich diagnostizieren zu lassen. Nicht nur, weil die Stigmatisierung in der Gesellschaft immer noch allgegenwärtig ist. Der Befund kann auch einer angestrebten Verbeamtung oder dem Abschluss einer Berufsunfähigkeitsversicherung im Weg stehen, weshalb sich viele Leute bewusst gegen eine Diagnostik entscheiden. Außerdem kann der Aufwand, der damit einhergeht, je nach Lebenslage überfordernd oder sogar undenkbar sein: Es müssen meistens mehrere Praxen angerufen werden, um eine Fachärztin zu finden, und somit wird man auch mit mehreren negativen Rückmeldungen konfrontiert.

Oft höre ich das Argument: »Ja, aber ADHS wird weniger ernst genommen, wenn sich jetzt alle selbst diagnostizieren!« Ich verstehe diese Angst, glaube aber nicht, dass das der Grund ist, warum wir als Betroffene nicht ernst genommen werden. Viel eher liegt es wohl daran, dass es immer noch Menschen gibt, die ADHS nicht als Diagnose anerkennen, die den Leidensdruck kleinreden oder als »ganz normal« abtun. Woran viele denken, wenn sie das Wort »Selbstdiagnose« hören, ist jemand, der sich drei lustige Videos im Internet angesehen hat und anschließend durch die Gegend stolziert und verkündet: »Hier, guck mal, ich hab ADHS, haha.« So ein Verhalten wäre natürlich absolut unpassend und würde meinen Leidensdruck als Betroffene nicht ernstzunehmend widerspiegeln. Auf diese Weise wird ein völlig falsches Bild von ADHS und ebenso von der Selbstdiagnose vermittelt. Denn in der Realität ist sie nichts anderes als ein Verdacht, und in der Regel geht diesem eine wochen- bis monatelange Recherchephase voraus.

Es ist falsch anzunehmen, dass diagnostizierte Betroffene einen höheren Leidensdruck haben als Undiagnostizierte, und deswegen mache ich keinen Unterschied zwischen offiziell diagnostiziert und offiziell undiagnostiziert.

Warum ich keine Freunde habe

Menschen brauchen Freunde. Umso mehr, umso besser, oder? Zumindest ist das eine Annahme, die mir immer wieder begegnet. Auch deswegen war es für mich ein Thema, für das ich mich lange sehr schämte, denn ich habe eigentlich keine Freunde und empfand Freundschaften mein Leben lang als etwas sehr Anstrengendes. Aber wenn man keine Freunde hat, ist man automatisch unbeliebt und offensichtlich stimmt dann etwas nicht mit einem, oder?

Bereits in meiner Grundschulzeit hatten die meisten Kinder andere Interessen als ich, und am liebsten spielte ich schon damals allein. Ich war zwar nicht sonderlich schüchtern und konnte mich gut ausdrücken, aber ich wusste nie, in welchen Momenten ich was sagen oder tun kann, und in Gruppensituationen fühlte ich mich schon immer sehr unbeholfen. Und das war nicht nur ein Gefühl, denn auch von Erwachsenen hörte ich häufig, ich solle mich anders verhalten: nicht so viel reden und nicht so schnell, nicht so viele Themensprünge machen und sowieso am besten nur dann reden, wenn ich gefragt werde. Relativ schnell begann ich, Situationen zu überspitzen und wurde in neuen Gruppen zum Clown, und das führte auch dazu, dass ich bei Gleichaltrigen selten aneckte. Ich konnte mich in sozialen Gruppen also eigentlich recht problemlos bewegen, wollte es aber nicht, weil es mir Energie raubte.

In meiner Jugend gingen Freundschaften damit einher, irgendetwas zu unternehmen. Es fanden die ersten selbstständigen Ausflüge in die Stadt oder ins Jugendzentrum statt, später dann auf Konzerte, Festivals oder Kurzurlaube. Alles Aktivitäten, die mich schon immer sehr anstrengten. In meiner Jugend war ich erstaunlich beliebt dafür, dass ich an großen sozialen Events kein Interesse hatte. Dadurch, dass ich in der Schule als Klassenclown und Rebell wahrgenommen wurde, wollten sogar die »coolen« Leute was mit mir zu tun haben. Immer wieder wurde ich auf Partys eingeladen, auf die ich nicht gehen wollte, aber um nicht ständig abzusagen, ging ich irgendwann doch. Um es erträglich zu machen, trank ich viel und hatte dann später viele Freunde – nur, dass unser einziges gemeinsames Interesse darin bestand, Alkohol zu trinken.

So ging ich immer öfter auf Partys, in Kneipen und sogar auf Festivals. Ich hatte viele Menschen um mich, die ich als meine Freunde bezeichnete, auch wenn ich mit den wenigsten über die Dinge redete, die mich wirklich bewegten. In Gesprächen war ich oft das sprichwörtliche »Fähnchen im Wind« und hatte selten eine feste Meinung, was nicht daran lag, dass ich keine Ahnung hatte, sondern daran, dass meine Meinungen nie festgelegt sind. Das fängt an bei simplen Fragen wie: »Was ist deine Lieblingsfarbe?« und endet bei komplexeren Diskursen wie: »Glaubst du an die Existenz einer höheren Macht?« Ich kann auf keine dieser Fragen eine kurze Antwort geben und sage dann oft einfach irgendwas oder gar nichts.

Je älter man wird, desto schwieriger wird es natürlich auch, Freundschaften zu finden und zu halten. Was früher durch die Schule bunt und zufällig zusammengewürfelt wurde, passiert im Berufsleben oft nicht mehr so automatisch. Noch schwieriger wird es, wenn man recht sprunghaft ist: Wenn man jedes Jahr umzieht, nie länger als zwei Jahre in einem Job bleibt und seine Interessen alle paar Monate komplett über Bord wirft, sind das regelrechte Killer für alle tiefergehenden Kontakte. Wenn man zudem nicht wirklich etwas unternehmen will, vergisst, auf Nachrichten zu antworten oder zum Geburtstag zu gratulieren oder manchmal komplett den Kontakt zu anderen Menschen einstellt, weil man im Hyperfokus gefangen ist, ist man auch oft keine besonders gute Freundin.

Apropos Hyperfokus: Genau wie bei neuen Interessen oder Hobbys, können wir auch auf Menschen hyperfokussieren. Manchmal kommt es also vor, dass ich jemanden kennenlerne und sofort Hals über Kopf fasziniert von ihm bin. Früher dachte ich tatsächlich, dass ich in jede Person verliebt bin, bei der ich diese krasse Faszination und regelrechte Besessenheit empfand, denn Verliebtheit kann sich ähnlich anfühlen. Ich denke nur noch an diese Person, möchte extrem viel Austausch und Nähe haben, möchte alles wissen und kopiere recht schnell alle möglichen Eigenschaften, Äußerlichkeiten oder Sätze von der anderen Person. Ich kaufe ähnliche Klamotten und schminke mich entsprechend. Ich ließ mir sogar mal ein Tattoo stechen, weil die Person, auf der mein Hyperfokus lag, voll tätowiert war. Man kann es also wirklich als eine gewisse Obsession beschreiben, aber Verliebtheit ist es in den meisten Fällen nicht: Denn für mich geht das nicht mit einer körperlichen Anziehung oder dem Wunsch einher, mit demjenigen eine romantische Beziehung zu führen. Eher ist es so, dass ich auf Personen hyperfokussiere, denen ich gerne ähnlicher wäre oder die mir in irgendetwas überlegen sind: Sie sind meist entweder selbstbewusster, erfolgreicher, schöner oder extrovertierter als ich – oder strahlen das zumindest aus. Die meisten Menschen fühlen sich dann von meiner Faszination geschmeichelt oder ich bin ganz automatisch auf einer Wellenlänge mit ihnen, sodass ich gerade am Anfang dieselbe Aufmerksamkeit auch zurückbekomme. Dadurch entsteht sehr schnell eine äußerst intensive Beziehung. Von null auf allerbeste Freunde für immer in wenigen Tagen.

Genauso kann es aber sein, dass die andere Person gar nicht angetan ist. Oft finden Leute die plötzliche Aufmerksamkeit zu Beginn schön, fühlen sich dann aber doch recht schnell überfordert oder erdrückt davon, das Ziel meines aktuellen Hyperfokus zu sein.

Und leider ist es mit dem Hyperfokus auf andere Menschen genauso wie mit jedem anderen Hyperfokus: Er nutzt sich oft unbemerkt weiter und weiter ab, bis hin zu plötzlichem, vollständigem Desinteresse. Was bei Hobbys oder neuen Gegenständen erst mal keinen Schaden anrichtet, ist bei Menschen natürlich etwas anderes. Menschen tut das weh und sie verstehen in den allermeisten Fällen nicht, wie es zu diesem plötzlichen Einbruch kam. Wenn der Hyperfokus auf eine Person nachlässt, habe ich plötzlich einen riesigen inneren Widerstand, auf Nachrichten zu antworten, möchte nicht mehr jeden Aspekt meines Lebens mit ihnen teilen und geplante Treffen können sich anfühlen wie Aufgaben auf der To-do-Liste. So wird aus der schnell entstandenen Freundschaft ebenso schnell eine flüchtige Bekanntschaft oder der Kontakt hört von jetzt auf gleich auf. Völlig zu Recht fragt sich die betroffene Person dann, ob etwas vorgefallen ist – einen offensichtlichen Streit gab es ja nicht. Aber wie erklärt man jemandem, der das Gefühl nicht kennt, warum ein krass intensiver Kontakt von jetzt auf gleich abbricht?

Wenn ich auf die wirklich engen Freundschaften in meinem Leben zurückblicke, waren eigentlich alle davon nur von kurzer Dauer und ehrlich gesagt ungesund obsessiv. Das heißt aber nicht, dass ich diese Personen eigentlich nicht mag oder auf keinen Fall dauerhaft in meinem Leben haben wollen würde. Viele dieser Leute vermisse ich manchmal oder frage mich, wie es wäre, wenn aus dem Hyperfokus ein normaler Kontakt geworden wäre. Aber aus einer obsessiven Freundschaft zu einem normalen Maß zu finden, nachdem der Hyperfokus abklingt, ist unheimlich schwer. Denn dafür muss man erst einmal erkennen, dass es einen Hyperfokus gibt. Das ist meist die halbe Miete, zumindest führte es bei mir dazu, dass ich vorsichtiger mit meinen Obsessionen gegenüber anderen Leuten umgehe. Im besten Fall kann man dann sogar mit der Person, um die es geht, darüber sprechen. Dabei muss man ja nicht gleich mit der Tür ins Haus fallen und rausposaunen: »Ich habe eine ganz heftige Obsession auf dich!« Man beginnt am besten damit zu erklären, dass man anfangs dazu neigt, sich sehr viel zu melden und sehr viel zu erzählen, dass das aber irgendwann nachlässt und man dann Schwierigkeiten damit hat, den Kontakt zu halten.

Tatsächlich fühlt es sich für mich so an, als müsste eine Person, die mit mir befreundet sein will, immer mehr Verständnis haben als andere und immer ein wenig mehr Arbeit in die Freundschaft investieren, als ich es kann. Denn fernab vom Hyperfokus vergesse ich es immer wieder über Wochen, auf Nachrichten zu antworten, sage Treffen in der letzten Minute ab, weil ich doch keine Löffel mehr habe, beginne manchmal völlig aus dem Nichts verrückte neue Hobbys, von denen ich wochenlang nur erzähle und dann nicht mehr. Ich bin als Freundin entweder sehr viel oder sehr wenig anwesend. Das richtige Maß gelingt mir nur selten.

Ein weiteres Phänomen, dessen Ursache noch gar nicht ganz geklärt ist, ist das ADHS-typische »Aus-den-Augen-aus-dem-Sinn-Prinzip«: Dinge, die ich nicht sehen kann, sind auch nicht da. Die gibt es nicht. Daher kommt auch das häufige »kreative Chaos« bestehend aus offen herumliegenden Häufchen aus Dingen. Solange ich alle sehe – egal wie durcheinander sie auf andere wirken mögen –, erinnere ich mich, dass sie da sind.

Genauso geht es mir auch mit Menschen. Ein Satz, den ich deswegen von meinen Sozialkontakten häufig höre, ist: »Du meldest dich nie, immer muss ich mich melden!« Und das stimmt auch. Ich denke extrem selten an Leute, die ich nicht regelmäßig sehe. So kann es vorkommen, dass ich sechs Wochen meine Mutter nicht anrufe, obwohl ich sagen würde, dass wir ein recht enges Verhältnis haben. Wenn sie dann aber anruft, freue ich mich total und es ist, als wäre nie etwas gewesen. Dass ich mich nicht melde, liegt also nicht daran, dass mir die Personen unwichtig sind. Es ist, als müsste die Erinnerung an sie immer wieder neu geweckt werden und das funktioniert nur, wenn die Leute sich melden oder ich irgendeinen physischen Reminder habe – ein Kleidungsstück der Person, ein kleines Geschenk, ein Bild an der Wand oder eine geliehene Kaffeetasse, und auch das ist oft leider kein Garant. Nicht jede*r kann oder möchte das, und deswegen gehen viele Kontakte früher oder später kaputt.

Seit meiner Diagnose stelle ich immer wieder fest, dass Freundschaften mit anderen ADHSlern für mich sehr viel einfacher sind. Oft ist es sogar so, dass man schon ohne Diagnose unbewusst viele neurodivergente Menschen in seinem Umfeld hat, denn durch die vielen Ähnlichkeiten zieht man sich automatisch an und durch die ähnliche Art, eine Freundschaft zu leben, bleibt man einander häufig länger erhalten. Soziale Kontakte mit anderen Menschen mit ADHS laufen immer wieder so ab, dass man sich erst gegenseitig extrem viel Aufmerksamkeit schenkt, die dann im besten Fall zeitgleich etwas abebbt. Dann kann es schon mal vorkommen, dass man mehrere Tage oder Wochen keinen Kontakt hat, aber irgendwann kommt einer entweder mit einer hanebüchenen Idee um die Ecke oder der andere meldet sich und sagt: »Ich habe eben die Karte von dir gefunden und wollte dir sowieso erzählen …!«

Ordnung vs. Chaos

Ich war schon immer extrem unordentlich, und letztendlich führte die Unordnung als Hauptsymptom dazu, dass ich diagnostiziert wurde. Denn in all den Jahren Therapie erzählte ich keinem meiner Therapeuten davon. Doch seit ich denken kann, herrscht überall, wo ich mich länger als ein paar Minuten aufhalte, ein riesiges Chaos.

Ich brauche nur Augenblicke, um einen Raum nachhaltig zu verwüsten, dementsprechend hält es auch nie lange, wenn ich doch mal dazu komme, für Ordnung zu sorgen. Und als wäre es nicht genug, enorm chaotisch zu sein – Unordnung geht oft auch mit Unsauberkeit einher. Wer nicht aufräumt, kann auch nicht putzen, und wo der Überblick fehlt, schimmeln Dinge fröhlich vor sich hin oder werden nach und nach von einer zentimeterdicken Staubschicht überzogen. Schon als Kind war das ein Riesenstreitthema mit meiner Mutter und einer der Gründe, warum ich nie Freunde einlud. Aber da war es zum Glück noch so, dass meine Mutter ab einem gewissen Chaos-Level selbst eingriff und das Ausmaß nie extrem schlimm werden konnte. Das änderte sich, als ich mit siebzehn in meine erste eigene Wohnung zog. Sehr schnell sah es nicht nur chaotisch aus, sondern war auch dreckig und in manchen Phasen wahrscheinlich sogar gesundheitsgefährdend. Es schien so, als ob ich einfach nie aufräumte. Dem war aber nicht so.

Die meiste Unordnung sieht für mich nicht aus wie Unordnung, sondern wie Erinnerungshäufchen. Im Häufchen im Flur liegt die Rechnung, die vor einer Woche kam und die ich dringend bezahlen muss. Da liegt außerdem das Buch, das ich zurück in die Bibliothek und ein Paket, das ich zur Post bringen muss. Mal ganz unabhängig davon, ob ich all diese Dinge wirklich mache – wahrscheinlich nämlich nicht –, werde ich also jedes Mal, wenn ich daran vorbeigehe und das Häufchen auflösen will, denken: »Wenn ich das jetzt wegräume, dann vergesse ich, das zu machen!« Denn ich habe über die Jahre gelernt, dass alles, was ich nicht sehe, automatisch nicht existiert.

»Aus-den-AUGEN-aus-dem-SINN-Prinzip«

Häufig wird das als fehlende Objektpermanenz bezeichnet. Das ist allerdings nicht ganz richtig. Als Objektpermanenz bezeichnet man etwas, das Kinder ca. zwischen dem ersten und zweiten Lebensjahr lernen, nämlich, dass Gegenstände auch dann weiterhin existieren, wenn man sie nicht mehr sehen kann. Grundsätzlich haben Menschen mit ADHS aber ein grundlegendes Verständnis dafür, dass diese Dinge weiter existieren, sie können sich aber schlecht bis gar nicht an sie erinnern. Deswegen spreche ich lieber von dem »Aus-den-Augen-aus-dem-Sinn-Prinzip« oder besonderer Objektpermanenz.

Aus dem Grund bin ich permanent mit Suchen beschäftigt. Ich suche ungefähr zehnmal am Tag mein Handy, suche ständig meinen Schlüssel oder meine Geldbörse, suche Zettel, auf die ich irgendwas aufgeschrieben habe – ich suche und suche und suche und suche. Die logische Konsequenz wäre eigentlich, den Dingen einen festen Platz zu geben. Für mein Gehirn ist es aber überhaupt nicht logisch, einer Aufgabe einen weiteren Schritt hinzuzufügen. Also beispielsweise meinem Schlüssel den festen Ort »Kommode im Flur« zuzuweisen. Wenn ich in die Wohnung komme, bin ich im Kopf schon 25 Schritte weiter, sodass ich gar nicht mitbekomme, in welche Ecke mein Schlüssel gepfeffert wird. Selbst wenn ich die Idee eines festen Ortes ganz brillant finde, würde ich das nie umsetzen können.

Die Lösung, die mein Hirn ganz natürlich vorschlägt, ist, dass ich alles als optische Reminder überall rumliegen lasse. Für mich besteht meine Wohnung also nicht aus Unordnung, sondern aus lauter optischen Remindern, die aber ihren Zweck nicht mehr erfüllen, denn es sind einfach so viele, dass ich mit keinem davon wirklich was anfangen kann. Ein bisschen fühlt es sich dann so an, als würde ich konstant mit einer To-do-Liste vor den Augen rumlaufen, ständig brüllt mich irgendetwas an, was erledigt werden will, sodass vor allem eins entsteht: Überforderung.

Zudem habe ich schon immer große Schwierigkeiten, Aufgaben zu beenden. Wenn ich vier Gläser spülen muss, kann man davon ausgehen, dass ich nach drei Gläsern aufhöre. Genauso ist es bei allen Projekten oder Hobbys, die sich über die Jahre angesammelt haben: Hunderte unfertige Strickarbeiten, halb-gemalte Bilder, zum Teil gelesene Bücher und unfertige Puzzles säumen meinen Weg. Dinge beenden erfordert exekutive Funktionen und das erfordert Neurotransmitter. Dazu würde ja schon zählen, Dinge, die ich jetzt gerade nicht mehr machen will, wegzuräumen. Aber in meinem Gehirn lasse ich sie »nur kurz« liegen und mache auf jeden Fall gleich mit ihnen weiter. Und so liegt dann das Puzzle, von dem schon mindestens drei Teile dem Staubsauger zum Opfer gefallen sind, monatelang auf dem Couchtisch und ärgert mich, weil es natürlich Platz wegnimmt.

Aber es wegzuräumen wäre ab dem Punkt auch ein Eingeständnis, dass ich doch kein Puzzle-Profi werde und meine einst so sehr gewünschte Puzzle-Persönlichkeit der Vergangenheit angehört [siehe ab Seite 36 | Hyperfokus]. Das unfertige Puzzle soll laut meinem Gehirn als Erinnerung genau dort liegen bleiben, und wenn jemand fragt, warum da immer noch das Puzzle liegt, dann schreit mein Kopf: »Weil ich das jetzt gleich fertig puzzeln wollte, bevor du gefragt hast!«

Immer wieder erstaunlich ist es außerdem, wie schnell ich einen Raum sprichwörtlich in Schutt und Asche legen kann – das liegt nicht nur daran, dass ich die wenigsten Dinge instinktiv an ihren Platz zurückräume, sondern vor allem daran, dass ich genauso schnell, wie meine Gedanken sind, auch oft mit meinen Händen bin.

Kochen beispielsweise funktioniert bei mir nicht nach einem Schema, sondern ich gebe Impulsen nach: Es wird die Sache zuerst geschnibbelt, die mir als Erstes in die Hand fällt, manchmal ist die Soße schon fertig, obwohl das Nudelwasser noch nicht einmal auf dem Herd steht – und brauche ich die Schüssel? Nein die! Oder doch die? Egal, wie viele Stunden ich vorher aufgeräumt habe, verwandle ich mit einem Abendessen die Küche in ein Schlachtfeld. An jedem Fleck steht irgendwas, mindestens drei Schranktüren stehen offen und weil immer alles im Turbomodus gehen muss, ist oft auch das ein oder andere verschüttet oder auf dem Boden verteilt. Dann aber den Fehler zu machen und dem lieb gemeinten Tipp meiner Mutter (»Räum doch schon mal was weg, während dein Essen kocht«) nachzukommen, wäre fatal – denn dann kann es sein, dass ich mich so im Aufräumen verliere, dass die Nudeln verkochen, die Soße anbrennt oder das Brot im Backofen zu Kohle wird.

Routinen sind sinnvoll und können zeitweise helfen, dem Chaos Einhalt zu gebieten. Putzroutinen jedoch aufrechtzuerhalten ist schwierig, denn Putzen ist irgendwie immer gleich. Wenn ich drei Tage hintereinander mit dem Staubsauger dieselbe Ecke abfahre oder das Putzmittel aufs Ceranfeld sprühe, möchte mein Hirn meinen Körper verlassen und woanders einziehen. Eintönigkeit ist der Endgegner, und Putzen und Aufräumen ist für mich der Inbegriff der Eintönigkeit. Ändern tut sich das natürlich, wenn ein neues Putzmittel oder neues Gerät angeschafft wird: Dann sind Putzen und Aufräumen für kurze Zeit neu und glänzend, und ich erzähle jedem, dass ich jetzt ordentlich werde. Genau so ist das beim neuen Staubsauger, beim Fenstersauger, dann erneut beim neuen Staubsaugerroboter und dann beim Dampfreiniger. Ebenso denke ich bei jedem neuen Putzmittel, das einzieht, dass es das jetzt ist! Diesmal wird alles anders und dieses Mittel wird meinen Haushalt revolutionieren. Wie die Geschichte ausgeht, wissen wir alle. Außerdem kann es ja auch nicht die Lösung sein, alle paar Tage oder Wochen neue Geräte oder Reinigungsmittel zu kaufen, nur um eine einigermaßen ordentliche Wohnung zu haben. Aber was ist dann die Lösung?

Ein Tipp, den ich oft bekomme, ist, minimalistischer zu leben. Und das klingt auch absolut vielversprechend, denn wenn einmal aussortiert ist und man nicht mehr so viel kauft, kann man auch nicht mehr so viel Chaos machen. So weit die Theorie. In der Umsetzung ist Minimalismus für mich nahezu unmöglich. Ich kann mich schlecht von Dingen trennen, weil jedes Aussortieren eine riesige Menge an Entscheidungen erfordert, und Entscheidungen treffen kostet unendlich viel Energie. Wenn ich mich dann doch fälschlicherweise von einer Sache getrennt habe, die ich hinterher vermisse, speichert mein Hirn das ab unter »absolut schlimme Negativerfahrung, daher nie wieder was aussortieren«, und deswegen besitze ich viele Dinge. Auch, weil ein längst vergangener Hyperfokus gerne einige Jahre später wiederkommt, und am liebsten dann, wenn man das »Einsteigerset Sticken« gerade aussortiert hat. Trotzdem glaube ich, dass gelebter Minimalismus eine Lösung im Kampf gegen das Chaos sein kann. Aber wie ist das eigentlich, ist man mit ADHS immer unordentlich? Nein, denn es gibt definitiv Betroffene, die sich als ordentlich einstufen würden. Chaos kann, ähnlich wie Hyperaktivität, auch nach innen gerichtet stattfinden und resultiert darin, dass man das Außen – also die eigene Wohnung – um jeden Preis aufgeräumt halten will. Optische Unordnung ist stressig und kann das Chaos im Kopf oftmals noch verschlimmern. Außerdem kommt es immer wieder vor, dass Kinder mit ADHS für ihr unordentliches Verhalten kritisiert oder bestraft werden, was oft dazu beiträgt, dass man versucht überordentlich zu sein und sich Strategien aneignet, die zum Teil zwanghaft umgesetzt werden.

Unordnung ist bei mir einer der größten Faktoren für soziale Isolation. Ich habe noch nie gerne Leute zu mir eingeladen, nicht mal dann, wenn meine Wohnung eigentlich vorzeigbar war, denn für Besuch muss es gefühlt besonders aufgeräumt sein, damit auch bloß niemand auf die absurde Idee kommen könnte, man sei unordentlich – oder noch schlimmer: unsauber.

Ich habe teilweise Treffen zum Spazierengehen abgesagt, weil ich Angst hatte, dass die andere Person mal kurz bei mir aufs Klo wollen könnte und dabei durch meine Wohnung muss. Ich habe manchmal stundenlang aufgeräumt bevor Besuch kam, nur um dann im ersten Satz deutlich zu machen, dass ich gar keine Zeit mehr zum Aufräumen hatte – für den Fall, dass es jemandem doch noch zu chaotisch sein könnte. Ich habe dem Stromableser nicht die Tür geöffnet und mich in meiner eigenen Wohnung versteckt, weil ich Angst vor der Verurteilung durch völlig fremde Menschen hatte.

Mittlerweile habe ich meinen Frieden mit meiner Unordnung geschlossen und dem Schamthema die Scham genommen, weil ich angefangen habe, darüber zu sprechen und ehrlich zu sein. Und komischerweise ist es dadurch ordentlicher in meinem Zuhause, weil das Thema mir keinen Druck mehr macht, die Angst nicht mehr mit aufräumt und ich die Herausforderung – die sie immer bleiben wird – inzwischen mit mehr Leichtigkeit und Spaß angehen kann.

ADHS & Fremdbestimmung

Fremdbestimmte Strukturen spielen eine große Rolle bei ADHS. Äußere Kontrollmechanismen können dazu führen, dass uns Aufgaben leichter fallen. Ich war beispielsweise noch nie einfach so spazieren, obwohl ich es mir immer wieder vorgenommen habe. Doch mein Hirn fand ständig Ausreden, warum das gerade nicht geht: zu warm, zu kalt, zu nass, zu wenig Zeit, zu viele Leute. Seit ich aber Hunde habe, stellt mein Hirn sich gar nicht erst die Frage, ob es gerade passt, nach draußen zu gehen. Stattdessen schnüre ich dreimal täglich meine Schuhe und gehe bei Regen, Sonne, Wind und Schneefall spazieren. Denn: Nicht ich will unbedingt spazieren gehen, sondern meine Haustiere sind darauf angewiesen rauszugehen, und sie können es nicht ohne mich tun.

In der Schule oder der Ausbildung hatte ich deutlich weniger Probleme mit meiner absoluten Unstrukturiertheit als später im Job, als es darum ging, mich komplett selbstständig zu strukturieren. Doch warum ist das so? Strukturen von außen können von unserem Gehirn nicht oder nur bedingt hinterfragt werden. Gerade bei spät Diagnostizierten ist es häufig so, dass wir uns daran gewöhnt haben, dass diese Strukturen unbedingt eingehalten werden müssen – koste es, was es wolle. Sei es, als Kind stets mit einigermaßen vollständigen Materialien zur Schule zu gehen, sei es, zu Hause immer zu den gleichen Uhrzeiten zu essen oder auf der Arbeit regelmäßig an Meetings teilzunehmen. All diese Dinge, die von außen vorgegeben sind, kosten uns keine oder wenige exekutive Funktionen: Ob ich zur Arbeit gehe oder nicht, muss ich normalerweise nicht jeden Tag neu entscheiden. Entweder ich gehe zur Arbeit oder ich habe mit irgendeiner Konsequenz zu rechnen. Die kann so aussehen, dass ich anrufen und mich krankmelden muss, oder dass ich angerufen werde und Ärger mit meinem Vorgesetzten bekomme. Für mein Hirn waren beide Möglichkeiten in der Vorstellung schrecklich genug, um so gut wie nie wirklich darüber nachzudenken. Auch deswegen haben viele spät Diagnostizierte die Probleme erst im Erwachsenenalter bemerkt, nämlich als es plötzlich darum ging, sich eigene Strukturen zu schaffen.

Ein weiterer einschneidender Eingriff in unsere Strukturen war die Corona-Pandemie. Menschen, die vorher durch ihre Arbeit relativ feste Strukturen gewohnt waren, in denen es viele Stunden am Tag keine Option war, sich abzulenken, waren plötzlich im Homeoffice oder arbeitslos geworden. Viele Arbeit- und Strukturgeber fielen plötzlich selbst in ihren Strukturen zusammen, viele regelmäßige Verpflichtungen wie Hobbys oder Treffen mit Freunden konnten nicht mehr stattfinden. Viele Menschen mit (undiagnostiziertem) ADHS standen vor einem Scherbenhaufen ihrer einstigen Strukturen, zusätzlich zu den Unsicherheiten und Stress, die die Pandemie sowieso mit sich brachte.

Starke äußere Strukturen fühlen sich an wie Grenzen, die man nicht überschreiten kann. Dennoch werde ich Grenzen, die ich einmal ohne Konsequenzen überschreiten konnte, immer wieder überschreiten und irgendwann einreißen. Ein Beispiel dafür war mein Schulwechsel nach dem Realschulabschluss aufs Gymnasium. Während meiner Zeit auf der Realschule habe ich so gut wie nie gefehlt. Nur dann, wenn ich wirklich richtig krank war, habe ich mir eine Bescheinigung vom Arzt ausstellen lassen, um nicht am Unterricht teilnehmen zu müssen. Denn auf meiner damaligen Schule war Schwänzen wirklich ein extremer Aufwand – für jede Stunde, die man fehlte, brauchte man zwingend eine Bescheinigung der Eltern oder vom Arzt, ansonsten wurde ständig nachgefragt. Auch bei Mitschülern war Schwänzen eher verpönt und so gut wie niemand hat es gemacht.

Nach meinem Schulwechsel wurde relativ schnell klar: Auf der neuen Schule wird dauernd geschwänzt, und jeder tut es. Außerdem war ich frisch volljährig, konnte mir also selbst Entschuldigungen schreiben. Nachdem das ein paar Mal problemlos funktioniert hatte, blieb ich nicht wie meine Mitschüler einfach hin und wieder einem nervigen Kurs fern, sondern ich ging von jetzt auf gleich drei Monate gar nicht mehr zur Schule und musste die elfte Klasse wiederholen. Das passiert, wenn man mir die Struktur wegnimmt oder eine Struktur von außen nur zum Schein besteht.

Anders ist es bei Menschen, die mir wichtig sind. Das können einerseits meine Familie oder enge Bezugspersonen sein, für die ich alles tun würde. Aber auch für Vorgesetzte und Arbeitskollegen, die ich mag, oder Geschäftspartner, die nahbar und sympathisch sind, ist mein Hirn eher bereit, bestimmte Strukturen von außen einzuhalten. Oder eben dann, wenn die Konsequenzen sehr schlimm oder einschneidend sind. Wenn ich ständig vergessen würde, meine Hunde zu füttern oder mit ihnen rauszugehen, würden sie mich nicht nur stundenlang nerven, sondern sie sind eben auch schutzlos meiner Pflege ausgeliefert und sie würden es nicht verstehen, wenn die Futterzeiten mal stattfinden und mal ausbleiben würden. Ihr Überleben und Wohlergehen ist stark davon abhängig, ob ich die Strukturen einhalte oder eben nicht. Vergleichbar stelle ich es mir vor, ein Elternteil mit ADHS zu sein.

Ich bin kein Elternteil, und ich habe auch nicht vor, eines zu werden. Aber ich habe mich nicht nur lange und ausführlich mit dem Thema ADHS & Elternschaft beschäftigt und dafür mit ADHS-Eltern gesprochen. Ich habe außerdem selbst Eltern, und genetisch ist die Wahrscheinlichkeit hoch, dass mindestens einer von beiden ADHS hat.

Die Herausforderungen für Eltern mit ADHS sind vielfältig und beginnen häufig schon in der Schwangerschaft. Die hormonelle Umstellung führt oft dazu, dass die ADHS-Symptome sich währenddessen noch mal deutlich verschlimmern. Nach der Geburt wird das hormonell gesehen zunächst nicht besser, nur kommt dann natürlich noch die generelle Umstellung der Lebensumstände mit dazu. Plötzlich ist man nicht mehr nur für sich selbst verantwortlich, sondern genauso für ein anfangs unheimlich hilfloses Lebewesen, das darauf angewiesen ist, dass seine Bedürfnisse jederzeit erkannt und erfüllt werden. Schon früh beginnt auch das

Chaos drumherum: Arzttermine vereinbaren und wahrnehmen, Papierkram noch und nöcher, Schlafmangel, die ständige Beaufsichtigung und Kinderbespaßung.

Die eigenen Bedürfnisse bleiben in den Jahren meist auf der Strecke. Das ist für neurotypische Eltern schon anstrengend. Wenn das eigene Hirn aber von Dingen zehrt, die neu und aufregend sind, kann diese Umstellung doppelt hart sein: An einen ausgewachsenen Hyperfokus, bei dem man Raum und Zeit vergisst, ist mit einem Kind bis zu einem bestimmten Alter nicht zu denken. Außerdem ähneln sich die Tagesabläufe oft sehr: Es gibt feste Zeiten zum Aufstehen, zum Essen, wann gespielt wird und wann Zeit für Mittagsschlaf ist. In der Zwischenzeit spielt man immer die gleichen Kinderspiele oder hört immer die gleichen Hörspiele für Kinder an.

Das kann ebenso über- als auch unterfordernd sein. An sich selbst und gesunde Auszeiten zu denken, ist schon für ADHSler ohne Kinder häufig ein Ding der Unmöglichkeit, und mit Kindern wird das nicht unbedingt einfacher. Besonders, wenn man sich gerade selbst am Rande seiner Kapazitäten wiederfindet. Mein Vater – der keine ADHS-Diagnose, aber eine diagnostizierte Angststörung hat – wurde rückblickend immer dann wütend oder unnachvollziehbar aufgelöst, wenn er sich emotional oder körperlich stark gestresst fühlte oder von seiner Panik übermannt wurde. Wenn die normalen Umweltreize, die mit ADHS generell schon extremer wahrgenommen werden, verstärkt sind oder man selbst von Gefühlen überwältigt wird, ist es umso schwieriger, auf Partner, Kinder, Tiere oder sonstige Anwesende Rücksicht zu nehmen.

Stellenweise fühlt sich Überreizung oder emotionale Dysregulation an wie ein Ertrinken: Klar denken ist nicht mehr möglich, man versucht, sich mit aller Kraft über Wasser zu halten und kämpft deshalb gegen alles an, was in diesem Zustand obendrauf kommt. Die Schwierigkeit, Wut zu regulieren, hört nicht mit dem Tag auf, an dem man ein Kind bekommt, und so kann es leider passieren, dass Kinder unberechtigt diese Wut abbekommen. Wenn die Kinder selbst von ADHS betroffen sind, kann es sogar sein, dass sich die gegenseitige Wut von Eltern und Kindern so hochschaukelt, dass sie irgendwann von einer Seite explodieren muss.

Andererseits können Kinder die nötige Struktur durch ihre bloße Existenz vorgeben und das richtige Level an Druck sein, welches benötigt wird. Manche Menschen mit ADHS, die Eltern werden, hatten vorher noch nie funktionierende Routinen und Strukturen für sich selbst geschaffen. Durch ein Kind ist plötzlich eine Art Kontrollinstanz da, denn ein Kind und seine Bedürfnisse kann man nicht austricksen oder infrage stellen. So kommt es, dass manche Betroffene in der Elternschaft aufgehen.

Nicht außer Acht zu lassen ist außerdem die Anzahl an ADHS-Diagnosen, die bei Eltern erst dann gestellt wird, weil das eigene Kind diagnostiziert wurde. Bei den Fragebögen für das eigene Kind geht vielen Eltern ein Licht auf: Das sind doch Eigenschaften, die sie von sich selbst kennen oder Verhaltensweisen, von denen sie dachten, dass das jeder machen würde. Die Probleme, die das Kind beispielsweise in der Schule oder in sozialen Gruppen hat, kennen sie genauso und sie fragten sich vielleicht bisher, ob es an der Erziehung lag. Nach und nach wird aber klarer, dass es sich hierbei um ADHS handelt und durch die genetische Wahrscheinlichkeit sollten auch die Eltern bei einer Diagnose des eigenen Kindes hellhörig werden.

ADHS & Genetik: Liegt es doch nicht an der Erziehung?

Viele Jahre beherrschte ein großes Vorurteil die Gesellschaft: Zu viel Fernsehen macht eure Kinder zu ADHSlern. Oder war es zu viel Zucker? Oder etwa doch die falsche Erziehung? Vor allem Mitte der 1990er-Jahre war man stark verunsichert, weil man nicht genau wusste, wie ADHS überhaupt entsteht. Plötzlich schien niemand mehr davor sicher, dass die eigenen Kinder und ebenso die Eltern dem sozialen Stigma einer Diagnose ausgesetzt sein könnten. Als Eltern eines ADHS-Kindes musste man sich häufig anhören, man sei einfach zu wenig konsequent und ließe den Kindern alles durchgehen, weswegen diese sich zu impulsiven, rücksichtslosen Zappelphilippen entwickelten.

Dem ist natürlich nicht so, und lässt wie so oft die Tatsache außer Acht, dass es Eltern von neurodivergenten Kindern häufig doppelt schwer haben, ihr Kind zu erziehen und gleichermaßen auf die individuellen Bedürfnisse ihrer anders gestrickten Gehirne einzugehen. Und, dass sie es auch deswegen besonders schwer haben, weil viele unter ihnen selbst ADHS haben.

Es gibt noch keine genauen Zahlen, mit welcher Wahrscheinlichkeit ADHS erblich bedingt ist, man weiß aber mittlerweile durch einige Studien, dass die Wahrscheinlichkeit für eine Vererbung als sehr hoch gilt. Laut neuesten Studien können ca. 80 Prozent der ADHS-Erkrankungen erblich bedingt sein, inoffizielle Quellen sprechen sogar von mehr. Einige Psychiater gehen so weit zu behaupten, dass sie bei jedem Kind, das sie mit ADHS diagnostizieren, auch mindestens ein Elternteil finden, das ADHS-Symptome aufweist. Die Schwierigkeit an diesen Studien ist, dass für eine genaue Beurteilung alle Parteien eine offizielle Diagnose brauchen. Doch ganz häufig finden Eltern erst im Zuge der Diagnose des eigenen Kindes heraus, dass sie auch betroffen sein könnten: Beim Ausfüllen der Fragebögen oder auch in der Beobachtung des eigenen Kindes gibt es ganz häufig Aha-Momente, weil beispielsweise in der eigenen Kindheit ähnliche Probleme vorlagen.

In meinem Fall hat mein Vater eine Panikstörung und eine Suchterkrankung, was einerseits undiagnostiziertes ADHS als Ursache sehr wahrscheinlich macht, andererseits werden Symptome natürlich bis zur Unkenntlichkeit von den anderen Erkrankungen überlagert. Meine Mutter hingegen kommt in ihrem Alltag extrem gut klar, gilt als überorganisiert, kann aber keine fünf Minuten stillsitzen, hetzt am liebsten von Termin zu Termin und hängt ständig verträumt ihren Gedanken nach. Ob ein Elternteil oder beide neurodivergent sind, ist in meinem Fall also unklar, aber aufgrund der genetischen Wahrscheinlichkeit kann man es annehmen.

Außerdem konnte durch Befragungen herausgefunden werden, dass das Überspringen einer Generation als unwahrscheinlich gilt, es können also nicht die Großeltern betroffen sein und die eigenen Eltern nicht. Ebenso sind eineiige Zwillinge in 80 Prozent beide von ADHS betroffen.

In einer groß angelegten Studie aus Dänemark aus dem Jahr 2023 wurden genetische Marker für ADHS gesucht und gefunden: An den Tests nahmen 38.691 Menschen mit ADHS und 186.843 Menschen ohne ADHS teil. Das Resultat war, dass 27 Gen-Variationen entdeckt wurden, die am häufigsten bei Menschen mit ADHS vorkommen. Ferner konnten 72 ADHS-Risikogene identifiziert werden. Die festgestellten genetischen Marker betrafen vor allem die Dopaminregulierung, alle anderen Neurotransmitter sowie die Gehirnentwicklung, das Stresssystem und den Schlaf-Wach-Rhythmus. Wichtig zu wissen ist zudem, dass auch Gene eine Rolle spielen, die für die Hirnentwicklung im frühen Embryonalstadium verantwortlich sind. Dadurch ist nun bestätigt, dass es sich bei ADHS um eine Hirnentwicklungsstörung handelt.

Die Wissenschaftler*innen stellten außerdem heraus, dass man vor dreißig Jahren in der Gen-Forschung noch dachte, man würde irgendwann ein Gen finden, das zu ADHS führt. Ebenso wie ein Gen, das zu Autismus, Bipolarer Störung und sonstigen neurobiologischen Störungen führt. Richtig ist aber, dass es das Zusammenspiel vieler verschiedener Gene ist.

Es gibt überdies eine Theorie, die wissenschaftlich nicht belegbar ist, die ich aber als Gedankenspiel trotzdem erwähnenswert finde – und zwar von ADHS als genetische Normvariante. Der US-amerikanische Journalist Thom Hartmann stellte die These auf, dass Menschen mit ADHS aus genetischer Sicht die Nachfahren der steinzeitlichen »Jäger« seien. Dafur sprächen unter anderem Symptome wie Unaufmerksamkeit (da Jäger ständig ihre Umgebung im Ganzen überwachen müssen und sich daher nicht auf einen einzelnen Aspekt fokussieren können), Impulsivität (da sie auf schnelles Reagieren angewiesen sind), schlechtes Zeitgefühl (weil nur interessant ist, ob sie sich gerade ihrer Beute nähern oder nicht) und dem Hyperfokus (da bei einer Jagd alle anderen körperlichen Bedürfnisse untergeordnet sind und die Konzentrationsressourcen nur der Jagd zuteilwerden). Es wurden sogar Studien an indigenen Völkern durchgeführt, die diese Theorie zum Teil stützen. Auch wenn es Zweifel am evolutionären zeitlichen Ablauf dieser Erklärung gibt, finde ich die Theorie erwähnenswert, weil sie aufzeigt, dass ADHS unter anderen Gegebenheiten oder in anderen Zeitaltern als durchaus weniger defizitär wahrgenommen werden würde als in unserer modernen Gesellschaft.

Ebenso spannend aufgrund der Datenlage ist, dass nicht nur genetische Veränderungen darüber entscheiden, ob man mit ADHS diagnostiziert wird oder nicht, sondern auch, in welchem Land man lebt. Denn trotz all dieser genetischen Faktoren bleibt weiterhin die Frage: Wie lange ist ein Kind einfach ein »lebhaftes Kind«, und ab wann stellt man die Diagnose ADHS? Es ist nämlich längst nicht so, dass bei allen Betroffenen auch alle genetischen Marker vorliegen: Manche sind stärker ausgeprägt und andere wiederum gar nicht vorhanden. Momentan wird wissenschaftlich aber keine Grenze gezogen, ab wie vielen veränderten Genen man eine Diagnose erhält, sondern das wird am Leidensdruck gemessen. Dieser ist aber zum Beispiel davon abhängig, welche Diagnoseleitlinie benutzt wird und auch davon, welche kulturell bedingte Verhaltenstoleranz vorliegt. Heißt im Klartext: Erste Studien zeigen, dass ein Kind, das in Deutschland aufwächst, eher eine positive ADHS-Diagnose erhalten würde als dasselbe Kind, wenn es in Italien untersucht werden würde. Das liegt daran, dass in Italien eine höhere Toleranz für lebhafte, impulsive Kinder vorliegt als beispielsweise in Deutschland.

Obwohl es mittlerweile als belegt gilt, dass ADHS genetisch bedingt ist und auch als »angeborene Störung« geführt wird, hält sich der Mythos der schlechten Erziehung oder sonstiger äußerer Faktoren wie zu viel Zucker, zu viel Fernsehen, zu viele Freiheiten oder zu wenig Bewegung weiterhin hartnäckig. Bereits in einer Studie von 1982 wurde der Einfluss von Zucker auf Kinder mit ADHS widerlegt, die Einflüsse seien dieselben wie bei neurotypischen Kindern. Ebenso wurden keine Belege gefunden, dass Medienkonsum in der Kindheit mit ADHS in Verbindung steht. Aus wissenschaftlicher Sicht ist also völlig klar, dass Fehler in der Erziehung oder Probleme im Elternhaus ADHS nicht auslösen können. Dennoch ist es natürlich so, dass die Umstände im Elternhaus die Schwere der ADHS-Symptome beziehungsweise ihre Ausprägung beeinflussen können. So kann ein frühes Erlernen von Routinen und Strukturen für Kinder mit ADHS zwar extrem schwierig sein, aber es kann einen guten Grundstein für das spätere Leben legen.

ADHS & Partnerschaft

Nirgendwo sonst ist es so schwer, eine Maske aufrechtzuhalten, wie in einer langjährigen Partnerschaft – noch schwerer wird es, wenn man zusammenwohnt. Der Partner/die Partnerin ist also in den meisten Fällen die Person, die – neben einem selbst – den besten Einblick in die eigene Gefühlswelt hat und die auch die schlimmsten Macken von uns kennt. Gleichzeitig ist nichts so individuell wie Beziehungen: Zwei Menschen mit unterschiedlichen Bedürfnissen, Erfahrungen und Erlebnissen und eben auch ihren individuellen Problemen treffen aufeinander.

Ich bin mit meinem Partner nun im verflixten siebten Jahr, das sich so gar nicht verflixt anfühlt, sondern wie »Zuhause sein«. Was erst mal nach einer kitschig-romantischen Floskel klingt, ist wirklich so gemeint. Und das, obwohl mein Partner das absolute Gegenteil von mir ist: Er steht auf Pläne machen, denkt erst nach, bevor er redet und ist generell ein großer Freund von Struktur und Dingen, die immer gleich ablaufen. Etwas »einfach mal anfangen« findet er ebenso grauenhaft wie etwas nach Gefühl zu machen.

Meine Beziehungen waren nicht immer so harmonisch. Eigentlich nie. Und das fand ich auch gut so, zumindest war es das, was mich immer wieder anzog. Ich war schon immer schnell verliebt. Und mit schnell meine ich blitzschnell: Ein Blick – und schon habe ich unsere ganze Zukunft durchgeplant, inklusive Haus, Hund und Baum. In der Pubertät ist es vielleicht normal, dass man alle zwei Tage in jemand Neues verknallt ist, aber diese heftigen Ausbrüche von Verliebtheit ziehen sich bis heute – wobei ich sie heute anders benenne. Denn ebenso schnell, wie diese heftigen Gefühle kamen, gingen sie auch wieder, und heute weiß ich, dass mein Gehirn sich nach »neu und aufregend« verzehrt und deswegen auf Personen hyperfokussiert. Natürlich ist nicht jede Verliebtheit gleich ein Hyperfokus, und auch andersrum ist natürlich nicht jeder Hyperfokus gleichzusetzen mit einer Verliebtheit – es fühlte sich für mich früher aber so an.

Ähnlich wie Verliebte ohne ADHS möchte ich gerade am Anfang besonders viel Zeit mit der Person verbringen, möchte darüber hinaus aber auch nur mit dieser Person reden und wenn das nicht geht, zumindest mit anderen über sie sprechen. Mein Crush ist mein absoluter Lebensmittelpunkt, alles, was mein Partner macht, ist einfach toll, und ich plane schon mein ganzes zukünftiges Leben mit ihm. Dass das für viele am Anfang zu schnell und zu viel ist, fällt mir in solchen Fällen gar nicht auf, denn ich bin auf Wolke Sieben hoch zehn.

Wie viele andere Frauen stand ich häufig auf die »Bad Boys«, und mein Hauptargument dafür war, dass es mit ihnen wenigstens nicht langweilig werden würde. Das wurde es aber, jedes Mal. Denn jede anfänglich aufregende Geschichte ist irgendwann auserzählt. Außer natürlich, man gerät an Menschen, bei denen Aufregung an der Tagesordnung steht: Narzissten oder andere toxische Charaktere. Es ist so, als würden ADHS-Betroffene von toxischen Beziehungen angezogen werden wie Motten vom Licht, denn das, was von Anfang an viel Schmerz und Drama verspricht, das verspricht auch Dopamin. Das verspricht, länger spannend zu bleiben, denn man weiß nie, was am nächsten Tag oder in der nächsten Stunde mit einem toxischen Partner passiert. Und so unangenehm es mir ist, das zuzugeben: Wenn in einer langweiligen Beziehung gerade niemand Drama veranstaltet, dann nehme ich das gerne auch selbst in die Hand.

Das sonst so stark ausgeprägte Bedürfnis nach Harmonie tritt dann in den Hintergrund und hervorkommt die Seite von mir, die absichtlich Streit anfängt. Rückblickend weiß ich, warum das so ist: Stress und Streit sind, vor allem, wenn sie viele, starke Emotionen mit sich bringen, ein gefundenes Fressen für ein unterstimuliertes ADHS-Hirn. Außerdem empfinden neuesten Befragungen zufolge neurodivergente Menschen – häufig auch unterbewusst – andere neurodivergente Menschen als anziehend. Daher finden sich immer wieder Menschen in einer Beziehung zusammen, die ähnlich viel Spannung brauchen, egal ob mit oder ohne Diagnose. Und das kommt dann noch obendrauf auf die Faktoren, die sowieso schon Streitthemen in ADHS-Beziehungen sein können: überall ist ständig Chaos, gemeinsame Termine werden verpasst oder immer wieder zu spät wahrgenommen, im Hyperfokus ist man als Partner nicht wirklich greifbar und manchmal wird durch Reizfilterprobleme und Überforderung alles zu viel. Auf der anderen Seite steht ein oft starkes Harmoniebedürfnis und in vielen Fällen auch Rejection Sensitive Dysphoria [siehe Seite 75].

Ich war toxisch

Jede*r möchte sich ja gerne im besten Licht sehen, und so verfälschen wir unbewusst immer wieder unsere Sicht auf bestimmte Dinge oder Erinnerungen an Situationen. Wenn Beziehungen enden, hat meist der Partner/die Partnerin alle Fehler gemacht und man selbst war das Opfer.

Auch ich nehme das rückblickend bei meinen vergangenen Beziehungen so wahr, aber das ist nur die halbe Wahrheit. Denn meistens war es so: Entweder habe ich mich bewusst in Beziehungen gestürzt, bei denen von vorneherein klar war, dass das niemals gut gehen kann, oder ich war selbst der toxische Part der Beziehung. Das liegt unter anderem an meinem Bild von Partnerschaft, das in meiner Kindheit geprägt wurde: Ich kann mich nicht erinnern, dass meine Eltern jemals eine glückliche Ehe geführt hätten. Es gab immer viel Streit oder – noch schlimmer – es lag ständig Streit in der Luft, der aber nicht angesprochen wurde. Jeder redete über den anderen schlecht, mein Vater trank viel und meine Mutter flüchtete sich in die Arbeit. An Feiertagen und in gemeinsamen Urlauben vibrierte stets die Luft und man war immer darauf vorbereitet, dass gleich irgendwer explodiert. Das fand ich als Kind natürlich grauenhaft, aber dennoch war es das, was unterbewusst die Vorstellung stärkte, dass so eben eine Beziehung aussieht.

Jemand, der aus seinem Elternhaus besonders harmonische Beziehungen kennt, wird später sicherlich harmonische Beziehungen als normal empfinden und auch mit höherer Wahrscheinlichkeit selbst eine solche Partnerschaft führen. Ebenso ist es wahrscheinlicher, dass, wenn man von seinen Eltern Gewalt erfahren hat, in späteren Beziehungen Gewalt eine Rolle spielen kann – denn das, was wir in unseren ersten Lebensjahren vorgelebt bekommen, empfinden wir später als normal. Und auch wenn man natürlich gerne sagt: »Ich werde nie wie meine Eltern«, so hat das Verhalten meiner Eltern natürlich meine späteren Beziehungen geprägt. Auch wenn man es auf den ersten Blick vielleicht nicht sieht oder nicht sehen möchte.

Meinen ersten Freund hatte ich mit sechzehn. Und eigentlich hatte ich diese Beziehung nur, weil man eben irgendwann sowieso einen Freund haben musste, um cool zu sein, und weil mein damals bester Freund fragte, ob wir nicht zusammen sein sollen. Er war ein wirklich lieber Kerl und wahnsinnig Teenager-mäßig verliebt in mich. Das hat mich am Anfang stark beeindruckt und war neu und aufregend. Er machte mir viele Geschenke und wollte jede freie Minute seiner Zeit mit mir verbringen, er schrieb sogar Liebesbriefe und wollte nie streiten. Man kann sich vielleicht voraussagen, was dann passierte: Mir wurde langweilig. Das war schon relativ früh so, nach ungefähr drei Monaten gab es für mich in dieser ersten Beziehung eigentlich nichts mehr, das neu und aufregend war. Außerdem war ich überfordert damit, dass ständig jemand um mich war – von jetzt auf gleich war ich nicht mehr nur ich, sondern wir. Er wollte jede Nacht bei mir schlafen, wir hatten den gleichen Freundeskreis aus der Schule, also gab es keinen Ausflug, kein Mittagessen, keinen Fernsehabend mehr, den ich allein verbringen konnte. Immer öfter resultierte das in Wutausbrüchen meinerseits, die darin gipfelten, dass ich ihn rausschmiss – wozu ich mir von meiner Mutter noch Jahre später anhören musste, wie gemein das war, er sei doch wirklich ein lieber Junge gewesen.

So weit, so normal, vielleicht sogar nachvollziehbar. Aber immer öfter versuchte ich, ihn unterschwellig zu provozieren. Ich fing an, mir Männerbekanntschaften auszudenken, erzählte ihm von Typen, die angeblich mit mir geflirtet hätten. Zeitgleich begann ich aber tatsächlich, ganz viel mit den verschiedensten Männern zu schreiben, nicht aus einem wirklichen Interesse heraus, sondern aus Trotz, aus Neugierde oder aus dem Gefühl, etwas aufregend Verbotenes zu tun. Ich bin nie fremdgegangen, aber hatte oft das Bedürfnis, es zu tun.

Streiten und Provozieren war also mein Weg, meine Teenie-Beziehung am Leben zu halten, bis es irgendwann nicht mehr ging. Mit dem nächsten Freund, mit dem ich zwei Jahre zusammen war, lief es ziemlich ähnlich: aufregende Anfangsphase, dann Langeweile. Komischerweise fühlte ich mich von beiden Partnern aber auch dauernd zurückgesetzt und distanziert, und ich war ständig in dem Zwiespalt, unbedingt ausbrechen zu wollen, aber gleichzeitig hatte ich Verlustängste und das unbedingte Bedürfnis, in diesen Beziehungen zu bleiben, Anerkennung zu bekommen und mich regelrecht an meine Partner zu klammern. All das, während ich gleichzeitig Dating-Apps installierte oder in Bars mit fremden Männern flirtete. Diese total gegensätzlichen Gefühle waren immer zeitgleich da – und auch, wenn ich in keiner dieser Beziehungen bleiben wollte, konnte ich sie dennoch nicht beenden oder hinter mir lassen. Ich hielt mich fest an dem rettenden Dopamin-Anker, den eine Beziehung und alle Emotionen, die damit zusammenhängen, zu bieten hat. Wir erinnern uns: Nicht nur positive Emotionen geben uns Dopamin, sondern auch Streit, Stress und Drama sind aufregend genug, um unsere Neurotransmitter eine Party feiern zu lassen.

Mein perfektes Drama begegnete mir 2012 auf meiner Abschlussfahrt an einem italienischen Strand mit der Frage: »Habt ihr was zu kiffen?« Einige Wochen später sollte es die Beziehung werden, in der nicht ich der toxische Part war. Alles an diesem Mann war faszinierend für mich, denn im Gegensatz zu meinen bisherigen Freunden war er nicht nett, sondern ein »Bad Boy«, war unkonventionell und alles in allem extrem kaputt. Nicht nur nahm er Drogen und arbeitete nicht wirklich, seine Welt kreiste auch nur um ihn und wie gut oder schlecht es ihm gerade ging, und er log auch ziemlich viel und mit mäßigem Erfolg.

Ich war Hals über Kopf verliebt, und auch wenn mich das ständige Auf und Ab der Emotionen schon in den ersten Monaten mürbe machte, eins war mir nicht: langweilig. So konnte es passieren, dass er aus dem Nichts an einem Tag Schluss machte, weil gerade irgendwas bei ihm los war – was genau, wusste er irgendwie selbst nicht –, nur um am nächsten Tag reumütig und heulend vor meiner Tür zu stehen und mich anzuflehen, ihn zurückzunehmen. Was ich jedes Mal mit offenen Armen tat. Ich wusste also eigentlich nie, was passiert, wenn wir uns sehen – werden wir lautstark streiten und uns fragen, warum wir überhaupt zusammen sind? Oder haben wir die schönste Zeit, schauen uns stundenlang verknallt in die Augen und sagen uns, wie sehr wir einander brauchen? Gleichzeitig auf der Jagd und auf der Flucht sein. Ich war süchtig danach, hatte auch mit Freunden kein anderes Thema, als seine neuesten Gefühlsschwankungen zu analysieren, meine Launen hingen davon ab, wie er drauf war und das wusste er. War alles zu lange gut, ging er eines abends feiern, nahm Drogen und meldete sich zwei Tage nicht. Gab es gerade kein Drama, erzählte er mir beiläufig, dass er abends unterwegs war und seine Ex getroffen hat, die mit ihm geflirtet hat. Oder wenn wir gerade noch darüber sprachen zusammenzuziehen, trennte er sich im nächsten Moment überraschend von mir, mit der Begründung, er könne mir nicht das bieten, was ich brauche. Diese Partnerschaft war nicht nur wie ein schlechtes Beziehungs-Netflix-Serien-Drama, sondern er war ich – er konnte es nicht aushalten, wenn etwas einfach gut war. Und deshalb war es das auch nie.

Den Höhepunkt erreichte das Drama, als wir nach Jahren On-off doch zusammenzogen und er drei Wochen später mit seiner Ex auf unserer Couch fremdging, ich das in Sherlock-Holmes-Manier herausfand und dann auch relativ schnell klar wurde, dass es nicht das erste Mal war. Und wahrscheinlich hätte ich ihm sogar das verziehen, wenn er wieder angekommen wäre, – was bescheuert ist, und was ich niemals zugegeben hätte, wenn man mich danach gefragt hätte.

Ich fing danach ein völlig neues Leben in einer neuen Stadt, mit einem neuen Job und neuem Umfeld an, ließ mich aber hinter verschlossenen Türen voll in einen hollywoodreifen Liebeskummer fallen. Fast ein Jahr lang trank ich nahezu jeden Abend literweise Rotwein, ging feiern, hatte die ganze Palette an Dating-Apps auf dem Handy und immer irgendwen, den ich nachts anrufen konnte, wenn ich mich einsam fühlte. Meinen Ex habe ich nach meinem Auszug nie mehr gesehen, gesprochen oder geschrieben und dieser kalte Entzug meiner Dopaminquelle war auch das einzig Heilsame, auch wenn es wehtat.

Aber was ist denn nun eine »gesunde« Beziehung? Eine perfekte Beziehung gibt es natürlich nicht, und so individuell wie die Menschen sind, so individuell sind auch ihre Partnerschaften und das, was sie davon erwarten. Ich bin seit 2017 in einer Beziehung, die ich heute als gesund und glücklich bezeichnen würde, auch wenn sie nicht unbedingt so anfing. Mein Partner ist das komplette Gegenteil von mir: Er ist ein absoluter Planer, der Strukturen liebt und der nicht anders kann, als uneingeschränkt logisch zu denken. Gefühle sind ihm manchmal unklar, sowohl die von anderen als auch seine eigenen. Er möchte nicht alles stundenlang ausdiskutieren und führt erst dann Problemgespräche, wenn er auch mindestens eine Lösung im Gepäck hat. Im Gegensatz zu ihm bin ich der emotionale Part, bin diejenige, die erst macht und dann drüber nachdenkt, die ganz viel redet und an anderen Tagen ganz lange schweigt. Ich streite, ich wüte und ich wusele, während er nach bestem Wissen versucht, mir aus dem Schussfeld zu gehen, wenn ich hochfahre. Ich will jedes Gefühl, jeden Plan und jede Idee kleinschrittig ausdiskutieren, rumspinnen und Luftschlösser bauen, während er Realist ist und die Frage: »Was wäre, wenn …?« wohl nicht mehr hören kann.

Warum wir trotzdem zusammenpassen? Die ersten Jahre habe ich mich das mindestens wöchentlich gefragt und vor einigen Jahren sogar die Antwort gefunden: Weil wir uns ergänzen und beide nicht das Bedürfnis haben, den anderen verändern zu wollen. Weil wir kommunizieren – er sachlich, ich emotional – und wir beide auch dann reflektieren, wenn es unangenehm ist. So kann es auch mal vorkommen, dass Tage oder Wochen nach einer Situation einer auf den anderen zugeht und so was sagt wie: »Ich habe noch mal darüber nachgedacht …«. Wir haben gelernt, die gleiche Sprache zu sprechen – ich erkläre ihm meine emotionale Sicht oft anhand von Bedürfnissen, er erklärt mir seine logischen Schlussfolgerungen anhand von (manchmal merkwürdigen) Metaphern.

Das heißt natürlich nicht, dass das immer so war. Ganz oft versteht man seine eigenen Bedürfnisse gar nicht gut genug, um diese kommunizieren zu können. Es kann helfen, vor allem Streitpunkte immer und immer wieder zu analysieren, auch wenn es nervig ist. Besonders anstrengend wird es, wenn ein oder beide Partner in der Beziehung das Gefühl haben, nicht genug Liebe, Aufmerksamkeit oder Zweisamkeit vom Partner zu bekommen. Uns hat es dabei extrem geholfen, uns mit den Sprachen der Liebe zu beschäftigen.

SPRACHEN der LIEBE:

- **Anerkennung:** Man liebt Lob, Komplimente und über Gefühle zu sprechen und drückt auch selbst so seine Liebe aus.
- **Zweisamkeit:** Gemeinsame Abendessen, Dates und gemeinsame Rituale sind bewusste Zeiten, die man sich als Paar nimmt und für einige Menschen der ultimative Ausdruck von Liebe sind.
- **Geschenke:** Liebevoll ausgesuchte, kleine Geschenke, völlig unabhängig davon, ob sie materiell wertvoll sind, bedeuten, dass sich jemand Gedanken über die Wünsche des anderen gemacht hat und sind deshalb besonders wichtig für manche Menschen.
- **Hilfsbereitschaft:** Anderen etwas Gutes tun, sie umsorgen, ihnen bei Dingen helfen oder kleine Gesten der Hilfe im Alltag ausführen, sind für manche Menschen Zeichen der Fürsorge und der Liebe.
- **Zärtlichkeit:** Für manche zählen kleine körperliche Gesten wie Umarmungen oder Streicheleinheiten viel mehr als das ausgesprochene »ich liebe dich«.

Meine unangefochtene Liebessprache ist Hilfsbereitschaft. Ich umsorge Menschen und freue mir jedes Mal ein Loch in den Bauch, wenn ich meinem Freund sein Lieblingsfrühstück vorbereiten, eine nervige Aufgabe für ihn übernehmen oder ihn sonst irgendwie mit einer kleinen Aufmerksamkeit glücklich machen kann. Er hingegen ist eher so der Typ: »Wenn du Hilfe brauchst, dann musst du es halt sagen«. Und so fühle ich mich zum Beispiel jedes Mal dramatisch ungeliebt, wenn er in die Küche geht, um sich ein Glas Wasser zu holen, und sich nicht bei mir erkundigte, ob ich auch eins möchte. Eine Frage, die mir ganz natürlich über die Lippen geht.

Seine Liebessprache ist Zärtlichkeit. Er hält gerne Händchen und liebt innige Umarmungen. Wenn wir auf dem Sofa sitzen, möchte er immer Körperkontakt, und auch in der Öffentlichkeit sind ihm kleine Berührungen ein inneres Blumenpflücken. Mir allerdings gar nicht: Ich bin kein besonders großer Fan von Umarmungen, liege nicht gerne mit einem warmen Körper kuschelnd im Bett und bin ansonsten auch gerne mal so überreizt, dass jede Berührung mich ein bisschen wahnsinnig macht.

Beste Voraussetzungen also, oder? Tatsächlich ist erst mal die Erkenntnis der eigenen Liebessprache und der des Partners ein richtig großer Schritt. Als Nächstes ist dann das Kennenlernen der jeweils anderen Liebessprache ein bisschen wie das Erlernen einer Fremdsprache: Bevor man sie sprechen kann, versteht man oft erst einzelne Brocken. So bemerke ich zum Beispiel, wie oft mein Partner mich im Alltag berührt, meine Nähe sucht und wie viel Liebe in diesen Berührungen steckt und fühle mich dann geliebt, obwohl er mir nicht meine Lieblingsschokolade vom Einkaufen mitgebracht hat, wie ich es vielleicht für ihn gemacht hätte.

Ich bekomme allerdings auch oft die Frage gestellt, warum mir in sieben Jahren Beziehung nicht langweilig geworden ist – und leider habe ich darauf keine zufriedenstellende Antwort. Wahrscheinlich ist es eine Verkettung verschiedener Umstände: Die ersten zwei Jahre führten wir eine Fernbeziehung, wir zogen beide dauernd um und hatten teilweise 650 Kilometer zwischen uns. Dadurch konnte ich am Anfang mein Dopamin-Feuer nicht verschießen, indem ich am liebsten jede freie Sekunde mit ihm verbracht oder mindestens telefoniert oder getextet hätte. So war es über zwei Jahre jedes Wochenende, an dem wir uns trafen, Dopamin pur, auch wenn es natürlich genauso oft anstrengend und nervig war. Aber im Nachhinein betrachtet hatte ich auf diese Weise genug Zeit, den Mann auch wirklich kennenzulernen. Denn seien wir mal ehrlich, so schön ein Hyperfokus auf eine Person auch sein kann, oft sind wir gerade am Anfang verliebt in eine Vorstellung, eine Idee, wie der andere Mensch sein könnte. Wie jemand aber wirklich in einer langen Partnerschaft ist, was ihn bewegt und was seine Macken sind, wissen wir nicht. Und wenn wir es erfahren oder wir den tatsächlichen, langweiligen Alltag leben, gefällt uns oftmals doch nicht, was wir da sehen.

Ein weiterer Punkt ist natürlich, dass eine Beziehung ruhig langweilig sein kann – sogar muss –, wenn das restliche Leben aufregend genug ist. Wahrscheinlich habe ich das mit zwanzig noch anders gesehen und vielleicht ist das ein »Älter-Werden-Ding«. Vielleicht hängt es mit meinem Partner zusammen, der herrlich unaufgeregt ist und vielleicht ist es auch, weil mein Leben die letzten fünf Jahre gefühlt eh schon eine wilde Achterbahnfahrt aus Umzügen, Jobwechseln, Selbstfindung und freakigen Hobbys war. Und so war es schön, eine Konstante im Leben zu haben, die wie ein Fels in der Brandung dasteht.

Überlege ich trotzdem alle drei Monate, wie es wäre, alles hinter mir zu lassen und nach Norwegen in eine Hütte im Wald oder auf einen Bauernhof mit vielen Tieren zu ziehen, weil ich finde, mein Leben hat nicht genug Action? Klar! Aber erfahrungsgemäß fällt mir ein paar Tage oder Wochen später sowieso das nächste ein.

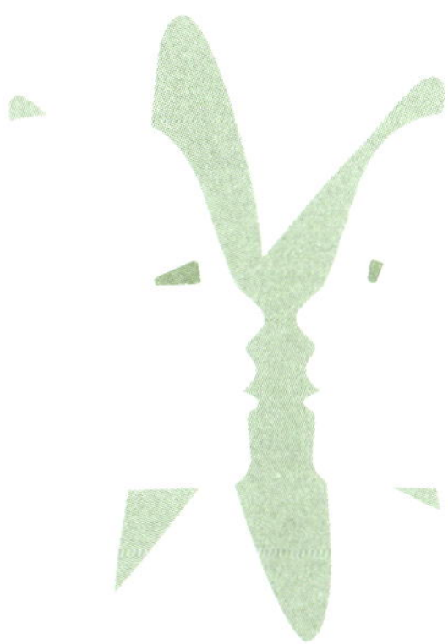

NEURODIVERGENTE Sprachen der Liebe:

- **Infodumping:** Ein Partner hat gerade eine ganz aktuelle Hyperfixierung und möchte dem Partner darüber absolut alles im Detail erzählen. Das kann sowohl für die erzählende als auch für die zuhörende Person ein schöner Liebesbeweis sein.
- **Body Doubling/Parallel Play:** Wenn man Zeit zusammen verbringt, muss es nicht immer laut und aufregend sein. Bei Parallel Play ist es eher so, dass man gerne auch ruhige Momente mit dem Partner teilt – zusammen im selben Raum ein Buch lesen oder ein Spiel am Handy oder der Konsole spielen, also Dinge, die man auch gerne allein macht, in dem Fall aber nebeneinanderher. Das kann man auch ausweiten auf klassisches Body Doubling, wobei man alltägliche Aufgaben erledigt, während die andere Person ihre Aufgaben erledigt.
- **Penguin Pebbling:** Der Name »Penguin Pebbling« kommt daher, dass Pinguine gerne andere Pinguine mit schönen Kieselsteinen beschenken, um ihre Zuneigung auszudrücken. Oft funktioniert neurodivergentes Schenken sehr ähnlich: Wir sehen etwas, was uns sofort an unsere liebste Person erinnert. Das kann tatsächlich ein schöner Kieselstein sein, aber auch ein lustiges Meme, ein Gegenstand in der Lieblingsfarbe des Gegenübers, oder auch Dinge, die erst nach langer Erklärung wirklich Sinn ergeben. Die Intention dahinter ist immer ein: »Ich hab an dich gedacht«.
- **Support-Austausch:** Ein Support-Austausch ist eine gegenseitige Unterstützung und vor allem eine Anerkennung der täglichen, individuellen Herausforderungen. Während ein Partner vielleicht Probleme hat, ans Essen und Trinken zu denken, fällt es dem anderen möglicherweise nicht schwer, ihn daran zu erinnern. Dafür braucht er vielleicht

mehr Unterstützung beim Haushalt. So tauscht man alltäglich Unterstützung aus und signalisiert seinem Partner: »Ich sehe deine Probleme und helfe, wo ich kann.«

Die häufigsten Begleiterkrankungen von ADHS

ADHS kommt selten allein – es gibt einige Begleiterkrankungen, die mit ADHS deutlich gehäuft vorkommen. Von einer Begleiterkrankung (oder Komorbidität) spricht man dann, wenn mehrere Störungen oder Erkrankungen zur Grunderkrankung dazukommen. Die »Grunderkrankung« ist in unserem Fall immer ADHS, weil es sich hierbei offiziell um eine angeborene Störung handelt und bis auf einige Ausnahmen die Komorbiditäten erst im Laufe des Lebens folgen. Außerdem zählen zu den Komorbiditäten auch nur die Begleitstörungen, zu denen auch eine Diagnose vorliegt.

Auch ohne Begleiterkrankungen ist statistisch gesehen die Lebenserwartung von Menschen mit ADHS um neun bis dreizehn Jahre verkürzt. Es gibt verschiedene Studien, die das belegen. Zum einen ist das Verletzungsrisiko durch Impulsivität und Unachtsamkeit schon im Kindesalter um 250 Prozent erhöht – Gehirnerschütterungen zwischen dem elften und vierzehnten Lebensjahr sind mit ADHS doppelt so häufig wie ohne ADHS. Mädchen mit ADHS brechen sich ca. 60 Prozent häufiger Knochen als Mädchen ohne ADHS, und im späteren Leben erhöht sich das Risiko für Autounfälle im Schnitt um 45 Prozent. Zum anderen starten Kinder und Jugendliche mit ADHS statistisch deutlich gehäuft früher mit Alkohol, Rauchen und anderen Drogen und haben auch ein erhöhtes Risiko, ihr ganzes Leben nicht damit aufzuhören. Besonders bei undiagnostizierten Frauen ist das Risiko für Essstörungen viermal so hoch und die Suizidrate bei Menschen mit diagnostiziertem ADHS ist zwei- bis dreimal so hoch wie bei Menschen ohne ADHS. Die Dunkelziffer bei Menschen mit undiagnostiziertem ADHS dürfte hierbei um ein Vielfaches höher liegen. Bei einer oder mehrerer diagnostizierten Begleiterkrankungen steigt die Wahrscheinlichkeit eines vorzeitigen Ablebens auf das bis zu 25-Fache an.

DEPRESSIONEN

Studien sind sich uneinig darüber, wie viele Menschen mit ADHS wirklich komorbide an Depressionen leiden – zwischen 19 und 60 Prozent konnte in einzelnen Studien eine komorbide Depression festgestellt werden. Fakt ist: Die Dunkelziffer wird hier deutlich höher sein, denn gerade bei Frauen wird die Diagnose Depressionen anstatt der eigentlichen Diagnose ADHS gestellt. Symptome von Depressionen können denen von ADHS sehr ähnlich sein, ebenso können sich die Symptome aber auch ergänzen. Außerdem treten die Symptome von Depressionen bei Menschen mit ADHS statistisch früher auf: Bereits viele Kinder mit ADHS leiden an Depressionen. Symptome von Depressionen können Antriebslosigkeit, Stimmungsschwankungen, Hoffnungslosigkeit, Schlafstörungen, verminderter Appetit, Müdigkeit, Reizbarkeit, Selbstwertprobleme und Gedankenkreisen sein. Gerade das Gedankenkreisen, Reizbarkeit, Stimmungsschwankungen und Schlafstörungen können sich sehr mit ADHS ähneln oder sich gegenseitig verschlimmern.

SCHLAFSTÖRUNGEN

Etwa 50 bis 75 Prozent der Menschen mit ADHS klagen im Laufe ihres Lebens über phasenweise oder andauernde Schlafprobleme. Anders als von den meisten angenommen, haben diese nicht nur mit dem Einschlafen zu tun, sondern auch mit dem Durchschlafen und Aufwachen. Die Störungen können außerdem die ADHS-Symptome deutlich verstärken, da das Hirn nicht ausreichend regenerieren kann.

Besonders häufig leiden Menschen mit ADHS unter dem Schlafphasensyndrom. Dabei handelt es sich um eine chronische Störung des Schlaf-Wach-Rhythmus, sodass die meisten Betroffenen erst einige Stunden nach der gewünschten Schlafenszeit müde werden. Das ist vergleichbar mit einem Jetlag, aber dauerhaft. In der Gesamtbevölkerung kommt das Schlafphasensyndrom extrem selten vor, Hochrechnungen gehen davon aus, dass 78 Prozent (!) der Menschen mit ADHS an dem Syndrom leiden. Bei Kindern ist besonders das Restless Leg Syndrom sowie das Periodic Limb Movement Disorder extrem häufig. Dabei fangen zur Schlafenszeit die Gliedmaßen an zu jucken, zu brennen oder unkontrolliert zu zucken, oftmals auch während des Schlafens, sodass Betroffene davon aufwachen. Studien bei Erwachsenen gibt es dazu nicht, aber es ist anzunehmen, dass es sich ins Erwachsenenalter fortsetzt.

ESSSTÖRUNGEN

Bei Mädchen und Frauen mit ADHS treten Essstörungen fast viermal so häufig auf wie bei Mädchen und Frauen ohne ADHS. Am häufigsten tritt hier die Binge-Eating-Störung auf, bei der wiederholt enorm große Mengen Nahrungsmittel in kurzer Zeit konsumiert werden. Meistens steht das mit zwei Dingen in Verbindung: Menschen mit ADHS vergessen häufig zu essen oder können keinen normalen Mahlzeiten-Rhythmus einhalten. So kann es schnell passieren, dass man in ein Hungerloch fällt, wo man wahllos sehr viel auf einmal isst, um das Nahrungsdefizit des Tages auszugleichen. Häufig so lange, bis man ein unangenehmes Völlegefühl erreicht hat.

Außerdem sind Menschen mit ADHS häufig impulsive Esser, sodass beim Essen schnell ein Kontrollverlust eintreten kann. Besonders häufig passiert das bei zucker- oder fetthaltigen Lebensmitteln. So kommt es auch, dass man häufig dann isst, wenn man eigentlich keinen Hunger hat, oder dass man heimlich oder allein isst. Essen ist in vielen Fällen auch eine Quelle für Dopamin.

ANGSTSTÖRUNGEN

Angst zu haben ist ein ganz natürlicher Mechanismus, der uns Menschen viele Jahrtausende lang das Überleben gesichert hat. Doch empfindet man plötzlich Ängste in normalen Alltagssituationen, spricht man von einer Angststörung. Die generalisierte Angststörung gehört zu den häufigsten Komorbiditäten mit ADHS. Neuere Studien gehen davon aus, dass bis zu 40 Prozent der Personen mit ADHS auch unter einer Angststörung leiden. Frauen sind davon ca. fünfmal so häufig betroffen. Symptome einer Angststörung können sein: dauerhafte Ängste oder Sorgen in verschiedenen Lebensbereichen, Panikattacken, das Gefühl, aus Situationen fliehen zu müssen, Übelkeit oder ein »Kloß-im-Hals-Gefühl«, permanente Anspannung und Situationen aus »Angst vor der Angst« zu vermeiden.

Warum genau Angststörungen so häufig bei ADHS-Betroffenen vorkommen, ist unklar. Experten gehen davon aus, dass Erlebnisse aus der Kindheit und Jugend eine große Rolle spielen. Außerdem fällt es unseren Gehirnen aufgrund von emotionaler Dysregulation [siehe ab Seite 23] und rasenden Gedanken sehr schwer, angemessen auf Situationen zu reagieren. So wird aus einer normalen Alltagssituation schnell eine bedrohliche Situation. Ein weiterer Grund scheint die Reizfilterstörung und die damit einhergehende Überreizung zu sein [siehe ab Seite 28]. Sinneswahrnehmungen überlagern sich und können schnell als »zu viel« wahrgenommen werden.

DEMENZ

Menschen mit ADHS haben ein dreifach erhöhtes Risiko, an einer Demenz zu erkranken. Die höchste Wahrscheinlichkeit liegt für die Lewy-Körper-Demenz vor, die sich ähnlich wie Parkinson äußern kann. Sie tritt erst nach dem 65. Lebensjahr auf und kann sich zunächst durch optische und akustische Halluzinationen äußern. Im Vergleich zu Alzheimer bleibt bei der Lewy-Körper-Demenz die Erinnerungsfähigkeit meist länger erhalten. Ein Grund für die Häufung von Demenz-Erkrankungen und ADHS ist noch unklar. Man geht einerseits von genetischen Ursachen aus, schließt aber auch Stress oder einen Zusammenhang mit dem Neurotransmitter Dopamin nicht aus.

AUTISMUS

Autismus ist keine klassische Komorbidität von ADHS, da es sich dabei auch um eine angeborene Spektrum-Störung handelt und man deswegen nicht sagen kann, was zuerst da war. Fakt ist: ADHS und Autismus treten viel häufiger zusammen auf, als man ursprünglich annahm. Neuere Studien gehen davon aus, dass 30 bis 50 Prozent der Autisten ebenfalls mit ADHS diagnostiziert werden können. Da beide Störungen im hohen Maße genetisch bedingt sind, nimmt man an, dass eine genetische Überschneidung dafür verantwortlich ist. Fragt man Betroffene, vermuten sie, dass beides auf demselben neurodivergenten Spektrum liegt und die Ausprägung der Symptome darüber entscheidet, ob man eher die ADHS- oder die Autismus-Diagnose erhält.

Die Symptome einer Autismus-Spektrum-Störung sind schwer zu greifen. In Artikeln und in den Medien wird Autismus oft heruntergebrochen auf Probleme in sozialen Situationen, Vermeiden von Blickkontakt und Schwierigkeiten mit Dingen wie nonverbaler Kommunikation oder Sarkasmus. Autismus kann sich aber extrem unterschiedlich äußern und noch mehr dann, wenn er in Kombination mit ADHS auftritt. Betroffene beider Störungen sprechen davon, dass sie Autismus als den ordnungs- und strukturliebenden Teil ihrer Persönlichkeit wahrnehmen, der sich innerlich einen regelrechten Kampf mit dem chaotischen, Routine-hassenden ADHS liefert.

Selbstmedikation & Sucht

Suchterkrankungen bei ADHS werden häufig auf die mangelnde Impulskontrolle oder einen Hang zu rücksichtslosem Verhalten und der ständigen Suche nach dem nächsten Extrem geschoben. Das ist aber maximal die halbe Wahrheit und lässt dabei viel wichtigere Faktoren völlig außer Acht.

Definition SUCHT:

Sucht wird verstanden als das zwanghafte Verlangen nach bestimmten Substanzen oder Verhaltensweisen, die Missempfindungen vorübergehend lindern und erwünschte Empfindungen auslösen.

Ich selbst habe ein extremes Potenzial, Süchte zu entwickeln. Ich fing sehr früh an zu rauchen und rauchte bis Mitte zwanzig gerne und viel. Auch hatte ich schon als Kind und Jugendliche große Probleme mit Spielsucht, vor allem Computerspiele zogen mich dabei so in den Bann, dass ich an nichts anderes mehr denken konnte. Dabei mussten es nicht einmal hochkomplexe Spiele sein, viele Jahre spielte ich auf meinem ersten Computer täglich zahllose Runden Solitär und hatte extreme Entzugserscheinungen, wenn ich das nicht machte.

Die bisher extremste Sucht, die ich erlebte, ist allerdings meine Alkoholsucht. Ich bin Alkoholikerin und habe nach ein paar Jahren des einigermaßen gesunden Umgangs damit erst vor einigen Monaten das Trinken komplett aufgegeben. Das Perfide ist, dass eine Alkoholsucht in der Gesellschaft so etwas Normales ist. Unter »Süchtigen« stellt man sich Menschen vor, die ihr Leben nicht im Griff haben, die heimlich Schnaps in ihre Wasserflasche füllen und ohne Alkohol am Morgen gar nicht klarkommen. Bei mir war es immer anders. Ich trank schon als Jugendliche viel, oft deshalb, weil mir das die nötige Coolness gab, um überhaupt auf Partys gehen zu können. Dabei schlug ich häufig über die Stränge und trank so viel, dass ich später Blackouts hatte und mich meist total peinlich benahm. In meinem damaligen Freundeskreis war stark betrunken sein aber eher hoch angesehen als peinlich. Später griff ich häufig auch allein zum Alkohol, wenn ich emotional aufgebracht war. Nie hartes Zeug, nur Bier oder auch mal Wein. Ich trank nie vor oder auf der Arbeit, deswegen dachte ich auch nie daran, dass ich ein Problem haben könnte. Zumal ich mit einem Alkoholiker als Vater aufwuchs und Probleme bei uns zu Hause auch schon mit Bier heruntergespült wurden. Und »jeder trinkt doch mal« oder eben »jeder trinkt doch auch mal einen über den Durst« waren stets meine Vorwände – und es ist ja auch so: Jede*r trinkt. Leute, die nicht trinken, müssen sich ständig rechtfertigen, warum sie nicht trinken. Im Ruhrpott – wo ich aufgewachsen bin – ist es nur dann gesellschaftlich akzeptiert, wenn man entweder schwanger oder Fahrer*in für den Abend ist.

Dass ich tatsächlich ein Problem hatte, fiel mir immer dann auf, wenn ich nicht aufhören konnte zu trinken. Egal, ob wir auf einer schicken Hochzeit waren, beim ersten kleinen Umtrunk mit den neuen Nachbarn, beim dritten Besuch bei den Schwiegereltern: Sobald ich den ersten Schluck getrunken hatte, gab es kein Halten mehr, und obwohl alle um mich herum entspannt und gesellig tranken, hatte ich keinerlei Selbstkontrolle mehr über meinen Konsum. Außerdem kam es mir nie in den Sinn, irgendwo hinzugehen und dort nicht zu trinken. Warum sollte ich mich mit Freunden treffen und nicht trinken? Warum sollte ich auf ein Konzert gehen, wenn dort kein Alkohol ausgeschenkt wird? Ich möchte auf diese Party gehen, aber ich kann nicht Fahrerin sein. Genuss und Spaß haben war für mich untrennbar verknüpft mit Alkoholkonsum.

Selbst als ich das Problem schon als solches wahrgenommen hatte, behauptete ich immer, ich müsse nicht ganz auf Alkohol verzichten, ich könnte einen »normalen« Konsum auch so hinbekommen. Ich trank also nicht mehr, wenn ich alleinzu Hause war, beschränkte mich an vielen Abenden auf ein oder zwei Bier und war oft Fahrerin und trank dann gar nichts. Allerdings gab es davon immer auch Ausreißer, immer auch Momente, in denen ich doch wieder schwach wurde und mich hinterher total elend fühlte.

Ende 2022 ließ ich den Alkohol hinter mir, aber die nächste Sucht stand sozusagen schon in den Startlöchern. Es ist so, als würde mein Gehirn sich an Süchte klammern, weil diese in gewisser Weise Struktur und Sicherheit bieten, so merkwürdig sich das auch anhört. Zurzeit bekomme ich gerade heftige Entzugserscheinungen, wenn ich nicht täglich mindestens zwei Becher Kaffee trinke. Etwas, womit ich früher überhaupt keine Probleme hatte, denn ich trank bis vor zwei Jahren so gut wie nie Kaffee. Das spannende an Koffein ist, dass es eine ähnliche Wirkung haben kann wie rezeptpflichtige Stimulanzien. Deswegen ist Koffein bei ADHS einer der weit verbreitetsten Stoffe zur Selbstmedikation.

SELBSTMEDIKATION ist per Definition die Eigenbehandlung mit Arzneimitteln, frei verkäuflichen Stoffen oder illegalen Substanzen. Bei ADHS können Substanzen wie Koffein, Nikotin, Cannabis, Amphetamine, Alkohol oder LSD sich positiv auf die ADHS-Symptome auswirken.

Selbstmedikation klingt immer sehr wissenschaftlich und so, als würde man sich genaue Dosierungen überlegen und wäre sich dem Effekt auf den eigenen Zustand sehr bewusst. Selbstmedikation ist aber auch das, was lange vor der Diagnose eine Rolle spielt. Oft rutschen Menschen mit ADHS völlig unbewusst in Substanzabhängigkeiten, weil sie sich irgendwie gut anfühlt, völlig ahnungslos über den Effekt, den die Substanz auf unser Gehirn hat.

KOFFEIN

Koffein ist eine Substanz aus der Gruppe der Stimulanzien und ist als psychoaktiv wirkender Bestandteil beispielsweise in Kaffee, Cola, Tee oder Energy-Drinks enthalten. Weltweit ist Koffein die am meisten konsumierte psychoaktiv wirkende Substanz. Es kann den Antrieb und die Konzentration steigern und wirkt direkt im Gehirn, denn es kann die Blut-Hirn-Schranke ungehindert passieren. Koffein hemmt dabei unter anderem die Rezeptoren für GABA und Adenosin – beides Neurotransmitter, die eher beruhigend und entspannend wirken und beide den Abbau von Dopamin unterstützen. Dadurch können sich sowohl Dopamin als auch Noradrenalin in größerer Menge im synaptischen Spalt anreichern, und durch die gleichzeitige Erhöhung des Blutdrucks wird das Hirn besser durchblutet. Die Folge: Man fühlt sich wach und konzentriert.

Bei Menschen mit ADHS macht Koffein aber häufig nicht wach, sondern eher ruhig. Das liegt daran, dass Koffein bei vielen Betroffenen wie eine sehr geringe Dosis Stimulanzien wirkt. Mehrere Studien belegen die positive Wirkung von Koffein auf Menschen mit ADHS, eine aus dem Jahr 2013 empfiehlt sogar erstmals Koffein als Behandlungsmöglichkeit von ADHS. Sehr große Mengen Koffein werden aber nie empfohlen, außerdem wird dazu geraten, kein Koffein zu sich zu nehmen, wenn andere Stimulanzien eingenommen werden, da sich durch den Synergie-Effekt von Koffein und zum Beispiel Methylphenidat um ein Vielfaches heftigere, unvorhersehbare Effekte auf das Gehirn zeigen können.

NIKOTIN

Verschiedene Studien berichten davon, dass ca. 40 Prozent der Teenager und Erwachsenen mit einer Diagnose Raucher sind, und weitere Studien zeigen auf, dass etwa 71 Prozent der Raucher mit ADHS ihr ganzes Leben nicht mit dem Rauchen aufhören werden.

Nikotin ist ein Nervengift, das unter anderem in den Wurzeln der Tabakpflanze produziert wird und der süchtig machende Bestandteil von

Zigaretten ist. Beim Rauchen wird das Nikotin über die Lunge in das Blut aufgenommen und erreicht auf diesem Wege bereits nach sieben bis acht Sekunden das Gehirn. Die süchtig machende Wirkung wird unter anderem durch Stimulation des Belohnungszentrums erreicht, wodurch Dopamin ausgeschüttet wird. Das Problem ist, dass der Körper nach und nach immer mehr Nikotinrezeptoren bildet und somit immer mehr Nikotin benötigt wird, um die gleiche Menge Dopamin auszuschütten. Aus einer Studie der University of California geht hervor, dass Nikotin im Gehirn eine ähnliche Wirkweise hat wie Medikamente mit dem Wirkstoff Methylphenidat [siehe Seite 48]. Die Dopaminmenge im synaptischen Spalt steigt – jedoch nur, wenn auch immer wieder Nikotin nachkommt.

CANNABIS

Cannabis ist eine Pflanze, auch Hanfpflanze genannt, die unter anderem die Wirkstoffe CBD und THC enthält und deren Blüten meistens geraucht werden. THC kann hierbei einen Rauschzustand auslösen, während CBD nicht psychoaktiv wirkt. Die meisten Menschen wissen nicht, dass ADHS in Deutschland eine Indikation für medizinisches Cannabis ist und somit seit 2017 medizinisches Cannabis rezeptiert werden kann. Man geht aber davon aus, dass Cannabis auf ADHS-Betroffene dieselbe Wirkung hat wie auf Nicht-Betroffene. Über eine eventuelle Dopamin ausschüttende Wirkung sind Studien sich uneinig. Viele bestätigen allerdings, dass Cannabis eine positive Wirkung auf diverse ADHS-Symptome haben kann, vor allem auf die des vorwiegend hyperaktiv-impulsiven Typs. Außerdem kann der Konsum von Cannabis Begleitsymptome wie Schlafstörungen, Appetitlosigkeit und geringe Frustrationstoleranz lindern. Kein Wunder also, dass viele Betroffene auch vor der Diagnose unwissentlich eine Selbstmedikation mit Cannabis durchführen. Das Suchtpotenzial von medizinischem Cannabis wird in etwa so hoch eingeschätzt wie das von Koffein.

ALKOHOL

Ungefähr die Hälfte der ADHS-Betroffenen trinkt regelmäßig Alkohol. Häufig wird hierfür als Grund genannt, seinen Kopf betäuben zu wollen, Stress abzubauen und positive, gelassene Gefühle hervorzurufen. Denn tatsächlich ist es so, dass Alkohol sowohl die Ausschüttung von Dopamin als auch Serotonin positiv beeinflusst. Außerdem ist eine angstlösende, entspannende Wirkung bekannt, dadurch dass Alkohol einen hemmenden Effekt auf das Gehirn hat. Je mehr man trinkt, desto mehr von dieser hemmenden Wirkung spürt man.

Durch die enorm gesteigerte Verfügbarkeit von Dopamin und Serotonin ist das Abhängigkeitspotenzial von Alkohol sehr hoch: Teilweise schüttet das Hirn schon in Erwartung an Alkohol Dopamin aus und erhöht damit das Verlangen, immer wieder Alkohol zu trinken. Doch wer schon mal einen Kater hatte, weiß auch: Das ist gar nicht angenehm. Tatsächlich fällt das Dopamin, das während des Rauschzustandes sehr hoch ansteigt, auch genauso schnell wieder ab. Durch dieses Ungleichgewicht im Neurotransmitterhaushalt kann es dazu kommen, dass wir in nüchternen Phasen antriebslos und depressiv sind und somit noch schneller wieder das Verlangen nach einem Dopamin-Hoch und somit dem nächsten Drink haben.

Wenn man erst einmal alkoholabhängig ist, dann ist oft auch das risikoreiche Verhalten während des Rauschzustandes nicht fern: Betrunken Auto fahren, klauen, randalieren, Schlägereien oder risikoreiche Sex-Abenteuer sind keine Seltenheit, denn Alkohol enthemmt und macht risikofreudiger. Gepaart mit der sowieso vorliegenden Impulsivität von ADHS ist das meist keine besonders gute Mischung.

AMPHETAMINE

Amphetamine sind in illegalen Drogen wie Speed, Ecstasy oder Crystal Meth enthalten. Der erste Kontakt damit entsteht meistens auf Partys oder in Clubs, da es sich um sogenannte Partydrogen handelt. In neurotypischen Gehirnen lösen sie eine starke Euphorie aus und unterdrücken Hunger, Durst und Müdigkeit. Auf ADHS-Gehirne haben diese Substanzen häufig eine gegenteilige Wirkung: Sie machen konzentriert und motiviert, beruhigen das Gedankenrasen und können sogar teilweise beim Schlafen helfen. Die Selbstmedikation ist deshalb so tückisch, weil man diese chemischen Substanzen auf einer Party einnimmt, die Ruhe im Gehirn verspürt und ebenfalls das bedeutend höhere Dopamin-Level im Gehirn – und das ist leider genau das, was extrem schnell psychisch abhängig macht.

Man muss dazu sagen, dass es auch Amphetamine in Reinform als Medikament gibt und man dies prinzipiell auch mit ADHS erhalten kann, häufig erst dann, wenn andere ADHS-Medikamente keine Wirkung erzielen konnten. Die Dosierung von illegal erworbenen Amphetaminen ist meist gänzlich unbekannt und die Wirkdauer und Wirkweise sind kürzer und unvorhersehbarer als beim entsprechenden Medikament. Ein weiteres Risiko können entsprechende Streckmittel sein, beispielsweise gilt Speed als die am meisten verunreinigte Droge Deutschlands und kann bis zu 90 Prozent aus Streckmitteln wie Milchzucker, Koffein oder Paracetamol bestehen. Der Erwerb und Konsum von Speed, Ecstasy oder Crystal Meth kann also sehr gefährlich sein und es macht Sinn, auf zugelassene Amphetamin-Medikamente zurückzugreifen. Eine ähnlich positive, aber deutlich mildere und langfristigere Wirkung erzielen auch Präparate mit dem Wirkstoff Lisdexamfetamin.

Neben den Substanzen, die häufig zur Selbstmedikation eingenommen werden, ist bekannt, dass Menschen mit ADHS deutlich häufiger computer- oder glücksspielsüchtig werden, denn bei jedem Gewinn wird das Belohnungszentrum angesprochen, Dopamin wird ausgeschüttet und das Hirn will mehr. Genauso kann jede Art von visuellen Medien, also auch Serien, soziale Medien wie TikTok oder generell das Handy suchtähnliche Verhaltensweisen auslösen: Soziale Kontakte werden vernachlässigt, große Teile der Freizeit werden dafür aufgewendet und

Selbstfürsorge und Hygiene können stark darunter leiden. Ebenso ist für Menschen mit ADHS die Gefahr sehr viel größer, süchtig nach allen möglichen Aktivitäten zu werden: Esssucht und Binge Eating spielen ebenso eine Rolle wie die Sucht nach Arbeit oder Sport. Nahezu alle bekannten Suchterkrankungen bergen für ADHS-Betroffene ein stark erhöhtes Risiko.

Die gute Nachricht: Die meisten Suchterkrankungen lassen sich erfolgreich durch ADHS-Medikamente behandeln. Viele Menschen, die diese Medikamente einnehmen, berichten, dass der Drang nach Nikotin, Alkohol oder Koffein dramatisch nachließ, häufig schon in der ersten Zeit der Einnahme.

» KANNST DU

DICH

!

»Nicht einfach *mal* zusammenreißen?«

Ein Satz, den gerade spät Diagnostizierte in ihrem Leben oft gehört haben, ist: »Ich verstehe nicht, wo da jetzt dein Problem liegt!« Oft wird diese Äußerung mit gut meinten Tipps ergänzt: »Hast du schon mal Meditation versucht?« Oder: »Kauf dir doch einen Kalender!« Immer wieder diese Vorschläge zu hören, löst vor allem eins aus: den unterbewussten Gedanken, dass man offenbar unfähig ist.

Vor meiner Diagnose buchte ich Kurse, von denen ich mir erhoffte, produktiver und organisierter zu werden. Geklappt hat das nie länger als ein paar Wochen. Sobald etwas nicht mehr neu für mein Hirn ist, ist es die absolute Qual, es weiter durchzuziehen. Damals dachte ich, dass ich ohne feste Routinen niemals ein glücklicher, erfolgreicher Mensch sein kann. Erfreulicherweise habe ich in den letzten Jahren herausgefunden, dass das nicht so ist.

Wie man Freundschaft mit seinem Hirn schließt

Um ehrlich zu sein, fand ich mein Hirn den Großteil meines Lebens richtig ätzend. Immer dann, wenn gerade etwas funktionierte und ich das Gefühl hatte, dass es mir gerade echt gut geht, kam irgendetwas, das alles zerstörte: ein neuer Hyperfokus, der absolut alles einnahm und jede Art von Routine in Grund und Boden stampfte, eine Phase mit wenig Energie, in der schon Zähneputzen enorm schwerfiel oder der Zyklus, der sowieso mindestens einmal im Monat alles über den Haufen wirft. Das war mir natürlich so nicht klar. Was ich sah war: Dinge funktionieren, und dann funktionieren sie nicht mehr und ich habe keine Ahnung, warum das so ist und wie ich das steuern kann.

Das ging so weit, dass ich mich gar nicht mehr traute, mich überhaupt anzustrengen. Ich hatte keine Lust mehr, gesunde Routinen anzufangen, weil ich wusste, dass sie sowieso nicht von Dauer sind. Ich erlaubte mir nicht mehr, mich für ein neues Hobbys zu begeistern, weil das oft einfach nur Geld kostet und am Ende sowieso in der Ecke liegt. Hatte keine Lust mich zu verabreden, weil die Energie am Ende doch nicht da war. Hatte keine Lust, neue Leute kennenzulernen, weil ich wusste, dass es Phasen geben wird, in denen ich Leute vor den Kopf stoße, weil gerade wieder irgendwas nicht passt.

Alles in allem habe ich mich vor allem allein gefühlt. Nicht nur, weil ich keine Freunde hatte – ich hatte außerdem niemanden, der diese Dinge verstanden hat. Und dadurch, dass ich sie selbst nie verstand, konnte ich mich natürlich auch nicht erklären. Ich konnte nie ganz ich selbst sein, weil ich selbst sein einfach ätzend für mich und mein Umfeld war. Die Neurotransmitter in meinem Hirn hatten ganz klar die Überhand – und Spoiler alert: Die haben sie immer noch. Über die Jahre lernte ich mein Hirn kennen. Ich würde sagen, es war keine Liebe auf den ersten Blick. Aber je mehr ich über Neurobiologie und die Besonderheiten von ADHS lernte, umso mehr konnte ich mich an mein eigenes Gehirn annähern.

Der erste Schritt in diese Richtung findet häufig direkt nach der Diagnose statt, und zwar durch die Schuldfrage: Sobald wir erfahren, dass es all die Jahre doch nicht daran lag, dass wir zu faul, zu dumm, zu vergesslich oder einfach zu komisch waren, sondern an unserer Neurobiologie, macht sich ein Gedanke in unserem Hirn breit, nämlich: »Es ist gar nicht meine Schuld!« Das Verständnis dafür löste nach und nach einen ganz großen negativen Glaubenssatz auf: Wenn ich mir nur genug Mühe geben würde, dann würde es mir auch besser gehen.

Denn egal wie viel Mühe ich mir gebe, wie viele Medikamente ich einnehme, wie viele Selbsthilfebücher ich lese und wie viele Produktivitäts-Coachings ich mache: Mein Gehirn ist, wie es ist. Viele Dinge können sich verändern, aber im Kern bin ich mit einem Hirn gesegnet, das angetrieben wird von neuen, interessanten Dingen oder dringenden Deadlines. Das ist die Ausgangslage. Das ist das, worauf alles aufbauen muss, was funktionieren soll. Dazu gehört auch, die Bedürfnisse dieses Gehirns zu erkennen und ihnen im besten Fall auch nachzugehen. Ich habe früher viele Dinge gemacht – oder besser gesagt durchgestanden –, weil ich dachte, dass alle sie schlimm finden und jede*r sehr viel Energie für sie aufwenden muss: In der Schule rumsitzen oder später in unwichtigen Meetings. Texte gegenlesen, die ich schon kenne. Pünktlich irgendwo sein müssen. Gespräche mit Menschen führen, die nicht zum Punkt kommen. Dinge, die nicht beim ersten Mal funktionieren. Festivals, Partys oder generell Orte, an denen viele Menschen sind. Immer gleiche Routinen.

Das sind alles Punkte, die mir die Energie für einen ganzen Tag von jetzt auf gleich rauben können. Kein Wunder also, dass ich mich früher fragte, warum andere Menschen es schaffen, einem Vollzeitjob nachzugehen, für sich selbst zu sorgen und auch noch ein stabiles soziales Umfeld zu haben. Ich hatte für maximal eins davon Energie übrig. Und natürlich kann ich auch heute noch nicht einfach all diese Dinge weglassen – auch ich habe manchmal Termine, zu denen ich pünktlich erscheinen muss, auch ich habe manchmal langweilige Meetings und auch ich rede manchmal mit Menschen, die nicht zum Punkt kommen.

Aber ich weiß über die Konsequenzen davon Bescheid und kann abschätzen, ob das gerade geht. Wenn ich an einem Tag einen wichtigen Termin habe, dann lege ich auf diesen Tag keine weiteren Termine. Mit Leuten, mit denen ich zusammenarbeite, kommuniziere ich (wenn die Situation es zulässt) ganz klar, was geht und was nicht geht. Andererseits erlaube ich mir auch Pausen und Erholung von Dingen, die für die meisten Menschen wohl keine Pause wert wären. Wenn ich frustriert bin, weil etwas nicht sofort klappt, brauche ich eine Pause. Wenn ich wütend bin, weil ich finde, jemand hat sich ungerecht verhalten, nehme ich mich aus der Situation raus und muss mich davon erholen. Wenn es beim Einkaufen laut und voll war, dann sitze ich danach eine Stunde im Auto und brauche Ruhe – ganz egal, ob andere Leute das komisch finden.

Das ADHS-Hirn läuft immer auf Höchstleistung, selbst wenn wir Pause machen, weswegen es uns schwerfällt, unsere eigenen Grenzen zu erkennen und einzuhalten. Auch ich schieße regelmäßig darüber hinaus, und dann geht es mir erst mal schlecht. Vor der Diagnose habe ich aber nicht mal erkannt, dass es mir schlecht geht und vor allem, warum. Seit ich mit meinem Hirn befreundet bin, weiß ich auch, was es mag und was es nicht mag:

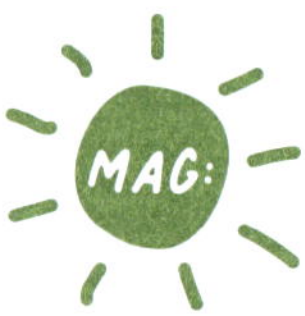

- Absolute Stille oder klassische Musik
- Visuelle Timer
- Tiere
- Richtig viel Wasser trinken
- Protein- und fettreiche Ernährung

- Immer irgendetwas in den Händen
- Bunte Farben
- Probleme zum Lösen
- Jeder Frage sofort nachgehen
- Ausmalbilder oder Sudokus nebenbei machen
- Alles offen rumliegen haben
- Liebevolle Deadlines

MAG NICHT:

- Gesagt bekommen, was es zu tun hat
- Zu wenig Schlaf
- Die zweite Zyklushälfte
- Junkfood
- Tagelang das Gleiche machen
- Routinen, die keinen Sinn ergeben
- Meetings
- Gerade keinen Hyperfokus haben
- Dinge öfter als einmal machen
- Aufgaben mit ganz vielen Schritten
- Bedienungsanleitungen lesen
- Ungerechtigkeit (auch ganz kleine!)
- Nachrichten lesen und Weltschmerz

Würdest du dein ADHS-Gehirn gegen ein neurotypisches Gehirn tauschen?

Was wäre, wenn …? Würde ich, wenn mir jemand die sofortige Heilung von AHDS anbieten würde, mein ADHS-Gehirn eintauschen gegen ein gesundes, neurotypisches Gehirn? Diese Frage höre ich sehr häufig.

Mal davon abgesehen, dass das natürlich nicht passieren wird, finde ich das Gedankenexperiment total spannend. Denn obwohl ich mein Hirn manchmal extrem nervig und frustrierend finde, würde ich auf diese Frage spontan erst mal mit Nein antworten. Ich weiß nicht, wie es ist, ein neurotypisches Gehirn zu haben – ich kenne nur mein Hirn, und in dem ist es laut und wuselig, aber ehrlich gesagt auch lustig und aufregend. Natürlich würde ich einzelne Symptome an manchen Tagen gerne zum Mond schießen und an manchen Tagen frustriert mich einfach alles daran.

Ich glaube, dass ich sehr vieles in meinem Leben nicht erlebt hätte, wenn ich kein ADHS-Hirn hätte. Dazu gehören natürlich negative Dinge und Momente, aber auch positive und aufregende. Die ganze Persönlichkeit ist davon geprägt, welche Erfahrungen wir im Laufe unseres Lebens gemacht haben. Hätte ich viele davon auch ohne ADHS gemacht? Ganz bestimmt, aber ganz viele eben wahrscheinlich auch nicht. Ich hätte vielleicht nicht impulsiv meine Jobs gekündigt oder meine Beziehungen angefangen und beendet. Hätte vielleicht nicht eintausend Hobbys gehabt und wüsste ziemlich sicher nicht, wie man Speisepilze im eigenen Keller züchtet.

Ich liebe es, wie begeisterungsfähig ich bin: Wenn mir jemand erzählt, dass er jetzt japanische Teezeremonien abhält, kann ich mich dafür genauso brennend begeistern, wie wenn jemand Hamster züchtet oder in einer Papierfabrik arbeitet. Das bringt mich immer wieder mit den spannendsten Menschen zusammen und führt zu den witzigsten und interessantesten Gesprächen. Vielleicht hält es sogar Menschen von mir fern, die ich als eher langweilig und spießig empfinde, und so umgebe ich mich mittlerweile durchweg mit Menschen, die mir guttun. Andererseits führte es früher auch dazu, dass ich mich mit Menschen umgab, die mir nicht guttun: Toxische Menschen, die viel Drama verbreiten oder sich rücksichtslos verhalten, waren leider auch immer interessant für mein Hirn und hatten so natürlich immer leichtes Spiel, auch mein Leben negativ zu beeinflussen. Erst mit dem Wissen von heute kann ich das Drama als das sehen, was es ist, und beobachte es am liebsten einfach aus der Entfernung.

Meine Gefühle sind intensiv und laut. Jedes Gefühl hat das Potenzial, mich zu überrollen und vollständig einzunehmen. Früher dachte ich, dass nur die schlechten Gefühle laut wären: Wut, Trauer, Frust – weil mein halbes Leben lang die schlechten Gefühle keinen Platz für die Guten ließen. Aber mittlerweile weiß ich, dass die guten manchmal auch so laut sind, so sehr, dass ich vor Freude platzen könnte. Glück, Liebe oder Begeisterung sind genau solche Gefühle, die alles einnehmen und mich ebenso blenden können wie die negativen. Ich liebe von ganzem Herzen oder hasse mit lodernder Abscheu. Mache Dinge ganz oder gar nicht (oder halb, weil ich dann das Interesse verliere).

Es ist nicht immer einfach, in einer neurotypischen Welt mit einem andersartigen Gehirn zu leben. Aber je mehr ich mir die Welt ein bisschen selbst erschaffen kann, umso öfter wird mir klar, dass die allermeisten Probleme, die ich habe, von der Gesellschaft gemacht sind, in der wir leben. In meiner Selbstständigkeit habe ich immer öfter auch die Möglichkeit, Probleme auf meine Art zu lösen und Aufgaben in meiner eigenen Geschwindigkeit und Reihenfolge anzugehen und – oh Wunder – die Welt geht davon nicht einmal unter, wenn irgendwas mal nicht klappt.

Dadurch, dass ich mich in meinem beruflichen und privaten Leben fast nur mit neurodivergenten Menschen umgebe, ist es manchmal ein richtiger Schock, wenn ich Dinge in der »normalen« Welt erledigen muss und zum Beispiel unnötige Anträge ausfüllen oder unnötige Regeln einhalten muss und ich mich für die normalsten Dinge dauernd rechtfertigen soll oder schief angesehen werde.

Die Welt ist nicht für neurodivergente Menschen gemacht. Eigentlich ist sie nicht mal für neurotypische Menschen gemacht. Am deutlichsten sieht man das daran, dass immer mehr Menschen unter psychischen und körperlichen Beschwerden leiden. Stress, Burn-out und Depressionen zählen mittlerweile als Volkskrankheiten und gefühlt fragt sich niemand, ob das vielleicht daran liegt, dass die Art wie wir leben, für uns unnatürlich ist. Die erstrebenswerten Ziele werden immer unerreichbarer: Wir müssen alle Karriere machen, schlank und schön sein, eine perfekte Partnerschaft eingehen und eine Familie gründen, in einer schönen Umgebung wohnen und dabei auch noch glücklich sein. Dabei wundern wir uns, warum wir statt glücklich eigentlich nur gestresst und unglücklich sind. Also bin ich in dieser Welt mittlerweile regelrecht froh, gegen den Strom schwimmen zu müssen, weil ich mit dem Strom nicht mithalten kann.

ADHS & Routinen

Als ich frisch diagnostiziert war, fiel mir beim Arzt eine Patientenbroschüre in die Hände: »Mit ADHS leben lernen«. Cool, dachte ich, das brauche ich ja! Leben lernen ist immer gut, und wenn ich das auch noch auf mein brandneu diagnostiziertes ADHS-Hirn anwenden kann – noch besser.

Doch bereits der erste Punkt war dann etwas ernüchternd: Routinen einhalten. Joa, gut, ich sag mal so: Wenn ich Routinen einhalten könnte, wäre ich wahrscheinlich gar nicht hier, oder? Wenn sie nicht das absolut schlimmste, langweiligste und trostloseste wären, was mir einfällt, dann hätte ich doch die meisten Probleme gar nicht, oder? Wenn ich mir endlich abends die Zähne putzen könnte, einfach, weil ich es mir ganz doll vornehme, dann … Ach, lassen wir das! Mich hat das endlos sauer und verzweifelt werden lassen, denn der Inbegriff von »Mit ADHS leben lernen« schien etwas zu sein, wogegen sich mein Innerstes mit aller Kraft wehrte: Dinge jeden Tag genau gleich zu machen. Eigentlich kann man den Satz sogar kürzen: Dinge jeden Tag zu machen.

Ich mag es nicht, wenn sich Aufgaben wiederholen. Deswegen fallen mir genau die Tätigkeiten, die immer identisch ablaufen, so endlos schwer: Zähneputzen, Staubsaugen, Haare waschen, der Weg zur Arbeit, frühstücken, Tagebuch schreiben, Small Talk, Achtsamkeitstraining. Aber die Broschüre wollte mir nicht nur erzählen, dass ich jeden Morgen und jeden Abend meine Zähne putzen soll, sondern am besten ganze Abläufe vorausplane, mir eine Liste schreibe (ugh!) und diese Abläufe jeden Tag in genau derselben Reihenfolge abhake. Lieber würde ich für den Rest meines Lebens neben einer Nacktschnecke aufwachen, als auch nur zwei Tage hintereinander diese Art von Routine durchzuziehen.

Aber heißt das jetzt, dass Routinen für Menschen mit ADHS gar nicht möglich sind? Nein, aber es ist etwas komplizierter als: Schreib dir eine Liste und dann mach einfach. Wichtig ist, dass Routinen möglichst kurz sind und sich auf die elementaren Dinge beschränken. Natürlich wäre es toll, wenn ich morgens Skincare mache, danach Yoga und zum Abschluss einen gesunden, grünen Smoothie trinke. Aber wie realistisch ist es, dass ich das als Routine wirklich jeden Tag durchziehe, egal wie gut es mir tut?

Erfahrungsgemäß ist es so, dass Menschen mit ADHS, wenn sie eine Routine durchbrechen – weil sie beispielsweise krank sind oder in den Urlaub fahren – sehr schwer wieder in die Routine zurückfinden. Die Wahrscheinlichkeit geht eigentlich gegen null. Deshalb dürfen Routinen bei mir auch nur die absolut essenziellen Dinge enthalten: Zähneputzen und mit den Hunden rausgehen. Abends andersherum. Wenn ich keine Hunde hätte, dann wäre es tatsächlich nur Zähneputzen. An Tagen, an denen ich mit viel Energie aus dem Bett springe, kann es natürlich auch sein, dass ich Skincare, Yoga und Smoothie mache, aber weil ich Lust dazu habe und mein Körper sich danach fühlt. Dafür schaffe ich meine absolut essenzielle Routine auch dann, wenn ich krank bin, in den Urlaub fahre oder ich gerade viel um die Ohren habe.

Außerdem ist es absolut wichtig, dass Routinen auch an den schlechtesten Tagen für uns Sinn ergeben. Klar gucke ich auch manchmal gerne YouTube-Videos, wo Leute ihre Fünf-Uhr-morgens-Skincare-und-Achtsamkeits-Routine zeigen, und ich nehme mir dann fest vor, diese auch für den Rest meines Lebens zu machen. Spätestens am zweiten Morgen wird mein Hirn sich aber fragen: Warum? Haben wir doch schon gestern gemacht! An Tag drei werden die ersten Schritte der Routine abgewandelt und an Tag vier schlafe ich aus Trotz bis zehn Uhr aus und zeige der blöden Achtsamkeitsroutine frustriert den Mittelfinger.

Früher dachte ich immer, ich müsse so was einfach nur länger durchziehen, denn jeder weiß doch: Es braucht 21 Tage, um eine neue Gewohnheit zu etablieren, oder? Die Quelle dieser Aussage ist nicht mal bekannt, trotzdem hat das jeder schon mal gehört. Fakt ist aber, dass sie nicht mal für neurotypische Menschen der Wahrheit entspricht. In neueren Studien (an neurotypischen Menschen) dauert es zwischen 66 Tagen und 8 Monaten, um eine neue Gewohnheit in ein automatisches Verhalten zu verwandeln. Bei ADHSlern kann es noch mal anders aussehen, weil bei uns der Belohnungseffekt durch Dopamin bei langweiligen, sich wiederholenden Aufgaben wegfällt.

Zähneputzen am Morgen ist bei mir tatsächlich mittlerweile ein automatisches Verhalten: Ich kann das Gefühl von ungeputzten Zähnen absolut nicht leiden, also macht es für mein Hirn definitiv Sinn, es zu machen, es geht schnell und ich muss nicht viel darüber nachdenken. Zähneputzen am Abend ist so manches Mal noch ein innerer Kampf, weil ich dann müde vom Tag bin und sowieso anschließend nur schlafen gehe, was interessiert mich also, ob meine Zähne geputzt oder ungeputzt sind?

Was ich außerdem mache, um die normale Basic-Routine etwas zu erweitern, ist Energiemanagement statt Zeitmanagement. Nehmen wir mal an, ich habe jeden Morgen eine Stunde Zeit. Dann könnte man ja sagen, man füllt jeden Morgen diese Stunde mit produktiven Routinen – warum ich das nicht mache, habe ich ja schon erklärt. An manchen Tagen könnte ich das allerdings schon. Bei der Basic-Routine putze ich morgens 2 Minuten Zähne, gehe 30 Minuten mit den Hunden und hänge 28 Minuten am Handy oder mache was Spaßiges. Wenn ich etwas mehr Energie und Lust dazu habe, dann erweitere ich die Basic-Routine um Gesicht waschen, Creme auftragen und vielleicht sogar ein kleines Frühstück. An manchen Tagen bin ich morgens sogar so motiviert, dass ich mich noch schminke, mir die Haare mache und einige Seiten in ein Tagebuch schreibe. Das Gute daran ist: Es ist völlig okay, nur die Basic-Routine durchzuziehen, es gibt keinerlei Druck, mehr als das zu tun. Danach kann ich aber in mich hineinfühlen und mich fragen: Habe ich noch Lust, etwas mehr zu tun?

Würde ich aber von Anfang an mit einer perfekt ausgeklügelten Routinen-Liste in den Tag starten, würde es in den meisten Fällen dazu führen, dass ich nicht nur die Routine nicht mache, sondern zudem so paralysiert bin, dass ich nicht mal Zähne putze oder mit den Hunden rausgehe.

Klar bin ich immer noch nicht so produktiv wie die YouTuber mit der tollen Skincare-Routine oder die Instagrammer, die superreich sind, weil sie so verdammt effizient arbeiten, aber ich verrate dir jetzt mal ein Geheimnis: Nicht mal die sind so produktiv. Nicht mal die ziehen jeden Morgen ihre zweistündige Yoga-Achtsamkeits-Morgenroutine durch. Und das sind oftmals Leute, die ihr Geld damit verdienen, anderen Leuten zu erzählen, wie man schon frühmorgens produktiv ist. Also warum musst du es dann schaffen, obwohl du dich gar nicht danach fühlst?

Routinen sollten sowieso nicht allein auf Produktivität und Effizienz begründet sein. Produktivität ist nichts, was wir von unserer menschlichen Natur aus wollen. Natürlich kann es sich gut anfühlen, produktiv zu sein, vor allem deshalb, weil uns von allen Seiten schon von klein auf eingeredet wird, dass es superwichtig ist, ganz viel zu schaffen. Im Gegensatz dazu ist faul sein schlecht und man sollte sich dafür schämen. In der Gesellschaft gibt es dabei oft nur schwarz und weiß. Wenn man etwas tut, dann ist man nicht faul – jegliches Nichthandeln wird aber sofort unter Faulheit verbucht und abgestraft, ohne die eigentlichen Gründe dafür zu erfragen.

Unser Körper und unser Gehirn sind aber gar nicht dafür gebaut, ständig maximale Leistung zu bringen, im Gegenteil: Der Körper verbraucht nie mehr Energie, als er eigentlich müsste. In der Evolution des Menschen war es immer wichtig, Ressourcen zu sparen, denn Nahrung und ein sicheres Dach über dem Kopf waren nicht immer so selbstverständlich, wie es für viele heutzutage scheint. Anstatt uns also zu fragen, ob wir wirklich so faul sind und nichts hinbekommen, sollten wir uns eher fragen: Warum funktioniert etwas nicht?

Wenn eine Routine nicht funktioniert, gibt es dafür immer Gründe: Sie kann zu lang oder zu überfordernd, zu langweilig oder gar nicht zu unserer Lebenssituation passend sein. Oft sind die Routine-Killer aber viel subtiler: Viele Jahre habe ich mich gefragt, warum ich es morgens nicht schaffe, mir einen Smoothie zu machen, obwohl ich den total gerne mag und auch Lust darauf habe. Warum ich es nicht schaffe, morgens die Spülmaschine ein- oder auszuräumen oder warum ich es nicht schaffe, täglich Staub zu saugen. Die Antwort dafür zu finden war gar nicht so leicht, aber dann doch völlig klar: Das ist mir alles zu laut. Viele Gewohnheiten, die ich gerne etabliert hätte, scheiterten daran, dass mich ihre Geräuschkulisse sehr überforderte und ich mit der Tätigkeit sofort ein Gefühl von Unwohlsein verknüpfte. Die Lösung dafür war recht schnell gefunden, und mit geräuschunterdrückenden Kopfhörern sind diese Dinge plötzlich auch gar nicht mehr so fies.

Ein anderer, schlimmer Routine-Killer ist mein Handy. Egal, ob ich mir vornehme, abends früh schlafen zu gehen oder morgens früh aufzustehen: Der Versuchung, die von diesem kleinen, eckigen Gerät ausgeht, kann mein Hirn schlecht widerstehen. Ganz auf mein Handy zu verzichten oder meine Bildschirmzeit sehr weit runterzufahren, wäre für mich nicht realistisch und auch auf Dauer eher mit Frust verbunden. Statt das Handy also komplett zu verteufeln, musste ich mich fragen: Wo stört es wirklich meine Abläufe? Absolut klar: morgens und abends, wenn der erste und letzte Blick auf Social Media geht und oft dann doch bedeutend länger dauert als geplant. Anstatt es mir also schwer zu machen und mir zum zwanzigsten Mal vorzunehmen, nicht mehr so viel morgens und abends am Handy zu hängen, ist das Ding samt Ladekabel ab 22 Uhr kurzerhand ins Badezimmer umgezogen. Dadurch, dass ich im Schlafzimmer auch keine Möglichkeit mehr habe, es aufzuladen, diskutiert mein Hirn sehr selten über die Tatsache, dass mein Mobiltelefon abends aus dem Schlafzimmer verschwinden muss.

Auf diese Weise kann ich alle guten Vorsätze und Routinen, die ich in den letzten Jahren nicht umsetzen konnte, durchgehen und relativ schnell identifizieren, warum sie nicht zur Gewohnheit geworden sind: zu laut, zu lang, zu langweilig, zu viel Ablenkung oder weil sie einfach nicht zu mir passten. Es gibt außerdem ein kleines Wort, mit dem jede gute Gewohnheit bei mir steht und fällt: Warum.

Um Freundschaft mit meinem Hirn zu schließen, musste ich erkennen, dass es besonders gerne mit mir über den Sinn und Unsinn von Dingen diskutiert. Das können bestimmte Regeln sein, deren Zweck ich nicht verstehe. »Das war schon immer so« zählt für mein Hirn leider so gut wie nie. Das können aber auch Routinen sein, von denen ich mir denke, dass sie sehr sinnvoll wären, mein Hirn aber um sechs Uhr morgens findet, dass sie bei Weitem nicht so sinnvoll sind, wie einfach weiterzuschlafen.

Nur wenn das »Warum« stark genug ist, habe ich eine Chance. Ein Beispiel ist die immer wieder gescheiterte Hautpflege-Routine am Morgen: Warum möchte ich sie machen? Um schöne Haut zu bekommen. Okay, aber warum brauche ich schöne Haut? Damit sie besser aussieht und andere mich als attraktiv und gepflegt wahrnehmen. Zack, abgelehnt. Im Gegensatz zu meinem inneren People Pleaser findet es mein impulsives, egoistisches ADHS-Hirn komplett wurscht, ob andere Leute mich bei einer minimalen Verbesserung als minimal attraktiver wahr nehmen. Also reicht das Warum in diesem Fall nicht aus. Beim Thema gesund frühstücken und der Begründung »Weil alle sagen, dass das total wichtig ist«, war mein Hirn ebenfalls nicht zufrieden. Also habe ich hinterfragt und beschlossen, dass es ab jetzt Nudeln oder Reis zum Frühstück gibt, und seitdem funktioniert es auch, einigermaßen regelmäßig zu frühstücken.

Wenn das alles nicht hilft und bestimmte Dinge gemacht werden müssen, für die das Warum unklar ist, hilft mir vor allem Body Doubling. Das ist eine Methode aus der ADHS-Forschung und bedeutet, dass man sich für Aufgaben mit hohem Ablenkungspotenzial mit einer oder mehreren Personen zusammentut, um somit eine Verpflichtung oder ein Gemeinschaftsgefühl zu erzeugen. Mir hilft das extrem bei Fleißarbeiten, bei denen ich mich regelmäßig ablenke. Ich stehe viel auf, laufe rum, habe plötzlich rasenden Hunger oder Durst, und was machen eigentlich die Hunde gerade? Die meisten meiner Posts auf Instagram oder auch dieses Buch wären vermutlich ohne Body Doubling nicht entstanden. Aber wie funktioniert das?

Man verabredet sich mit einer oder mehreren Personen – entweder im echten Leben oder online. Für mich hat sich die Methode bewährt, innerhalb meiner Community Leute in Online-Räumen zu treffen, bei denen ich die Kamera meines Laptops eingeschaltet habe – so können mich die anderen sehen und ich wiederum sie, zum Beispiel beim Arbeiten. Alle gehen dabei unterschiedlichen Aufgaben nach und man arbeitet mehr oder weniger still nebeneinanderher. Und auch, wenn man sich gar nicht wirklich die ganze Zeit streng gegenseitig beobachtet, hat unser Hirn dennoch das Gefühl, dass wir beobachtet werden. Und dass es super unhöflich wäre, beispielsweise dauernd aufzustehen oder am Handy zu hängen. Genauso funktioniert es für manche Leute, dass sie zum Aufräumen oder Putzen immer mit derselben Person telefonieren, die entweder auch aufräumt oder putzt, oder etwas ganz anderes macht.

Manche treffen sich auch gerne vor Ort mit Leuten, um gemeinsam Sport zu treiben, aufzuräumen oder zu lernen. Für mich als eher introvertierte Person sind Online-Angebote aber geeigneter und mit weniger Hürden verbunden: Ich muss nirgendwo hinfahren, muss meine Arbeitsmaterialien nicht zusammenpacken und ich muss nicht einmal eine richtige Hose anziehen. Dennoch habe ich genügend Verpflichtung und auch ein kleines bisschen Druck, ohne mich jedoch damit zu überfordern.

Die Wahrscheinlichkeit, bestimmte Aufgaben zu beenden, steigt immens, besonders dann, wenn man feste Termine einplant, an denen man bestimmte Aufgaben erledigen möchte. Seit einigen Monaten streame ich immer samstagvormittags, wie ich aufräume. Vorher hatte ich keinen festen Aufräumtag in der Woche und auch keinen richtigen Ablauf. An diesen Streams nehmen immer viele Leute teil, denen das Aufräumen ebenfalls schwerfällt. Man sieht also mich, wie ich in meiner Wohnung Ordnung schaffe und gleichzeitig den Chat mit etlichen anderen Menschen, die parallel dazu aufräumen und sich gegenseitig Tipps geben, sich aufbauen und gegenseitig abfeiern. Wir erinnern uns gegenseitig ans Pausen machen, ans Trinken und daran, dass wir nicht allein mit unseren Problemen sind. Dadurch hat sich das nicht nur als feste Wochenend-Routine etabliert, sondern macht durch das Gemeinschaftsgefühl sogar richtig Spaß. Ständig bekomme ich Nachrichten, dass sich die Teilnehmenden schon richtig auf das Aufräumen freuen, was sie niemals gedacht hätten.

Fast jede Aktivität des Tages kann man theoretisch mit Body Doubling probieren: Es müssen auch nicht immer stundenlange Treffen online sein, manchmal reicht es auch, eine Person zu haben, der man jeden Tag ein Selfie vom Zähneputzen schickt, ein Foto vom Spaziergang oder eine Zeitraffer-Videoaufnahme vom Aufräumen.

Ableismus

Ableismus ist vom englischen Begriff »to be able« (»fähig sein«) abgeleitet und bedeutet so viel wie die Diskriminierung oder Abwertung von Menschen mit Behinderung oder chronisch kranken Menschen. Man bewertet also aufgrund bestimmter Fähigkeiten und reduziert Betroffene oft auf ihre Symptome oder Einschränkungen. Das passiert meist nicht aus einer bösen Absicht heraus und kann jedem von uns passieren – wichtig ist nur, dass wir uns darüber bewusst sind.

Ableismus gibt es in vielen Formen. Bei Diskriminierung denkt man als erstes natürlich an eine Abwertung. Wenn also jemand ständig genervt ist oder blöde Witze darüber macht, dass jemand mit ADHS nicht auf bestimmte Veranstaltungen gehen kann oder sich sehr darüber aufregt, dass Betroffene immer wieder Dinge vergessen, dann ist das ableistisch. Immer wieder betrifft das auch Menschen mit Geh- oder Sehbehinderungen, die dafür angefeindet werden, dass sie Behindertenparkplätze nutzen oder indem Leute sich darüber aufregen, dass ein Veranstaltungsort barrierefrei sein soll.

Es gibt aber auch subtilere Formen von Ableismus. Aufwertender Ableismus bedeutet, dass man ständig dafür Anerkennung bekommt, dass man etwas »trotzdem« tut. »Das ist aber super, dass du trotz ADHS einem normalen Beruf nachgehen kannst« oder »Schön, dass du trotz ADHS deinen Lebensmut nicht verloren hast!«. Diese Aussagen sind tückisch, denn obwohl sie meist nur nett gemeint sind, implizieren sie, dass Menschen mit ADHS auf irgendeine Art und Weise ein trauriges, mitleiderregendes Leben haben und schüren meiner Meinung nach auch den Gedanken, doch immer irgendwie mangelhaft zu sein. Das Gegenteil davon, also eine Einschränkung komplett infrage zu stellen, ist aber ebenfalls nicht der richtige Weg. »Nur, weil du ADHS hast, heißt das nicht, dass du das nicht kannst« – manchmal heißt es das aber schon.

Die ständige Bewertung unserer Fähigkeiten und Unfähigkeiten von außen führt dazu, dass wir irgendwann selbst unsere Fähigkeiten infrage stellen und oft nur noch unsere Defizite und Probleme sehen können. Das nennt man internalisierten Ableismus, also verinnerlichte Diskriminierung. Dieser äußert sich sehr oft in einem Scham- oder Schuldgefühl, Selbstzweifeln und dem ständigen Leistungsdruck, mindestens genauso »gut« oder »funktional« zu sein wie andere Menschen. Wenn uns das nicht gelingt, fühlen wir uns wie ein Klotz am Bein unserer Mitmenschen. Wenn wir aber doch etwas schaffen, dann fühlen wir uns direkt so, als hätten wir uns ADHS nur eingebildet.

Das entspringt dem gesellschaftlichen Bild, dass mit Behinderungen oder Störungen kein normales Leben möglich sein kann. Andererseits kann man ADHS oder psychische Begleiterkrankungen ja nicht sehen, und deswegen ist es in den Köpfen der Menschen in unserem Umfeld häufig nicht »schlimm genug«. So kommen wir immer wieder in die Situation, uns rechtfertigen zu müssen oder uns sogar dafür schämen zu sagen, dass wir ADHS haben, aus Angst vor der Reaktion anderer.

Das Paradoxe ist, dass wir uns dadurch häufig so fühlen, als seien wir »zu viel« und »zu wenig« zur selben Zeit. Wir haben gelernt, dass wir in unserer kapitalistischen Gesellschaft nur dann etwas wert sind, wenn wir funktionieren und unseren Beitrag in der Gesellschaft leisten. Ich bin zum Beispiel mit dem Glaubenssatz groß geworden, dass Menschen, die aufgrund von psychischen Erkrankungen arbeitsunfähig sind, einfach versagt haben. Obwohl – oder gerade weil – psychische Erkrankungen in meinem Elternhaus eine große Rolle spielten, hieß es häufig: »Man muss sich halt mal zusammenreißen, jeder muss arbeiten gehen. Wenn alle zu Hause bleiben würden, dann würde unsere Gesellschaft nicht funktionieren«. Auch deshalb konnte ich mein bisheriges Leben lang – und auch immer noch – nicht gut Hilfe annehmen, geschweige denn danach fragen.

Welche Strategien funktionieren – und welche eher schaden

Das Internet ist mittlerweile voll von Tipps und Tricks für ADHS, mit Coaches und Kursen, mit Apps und dem einen Planer, der all deine Probleme lösen wird. Schon bevor ich wusste, dass ich ADHS habe, rannte ich immer wieder Strategien, Tipps und Coaches hinterher, gab viel Geld für das Versprechen aus, dass ich endlich produktiver werde, endlich was durchziehen würde und endlich glücklich werde. Das liegt schätzungsweise daran, dass in meinem Hirn stellenweise so viel Chaos ist, so viel Unsicherheit, so viel Entscheidungslähmung und so viel von dem Gefühl, mich nicht in die Gesellschaft einzufügen. Also dachte ich, eine vorgegebene Struktur oder ein Handlungsplan würden den gewünschten Erfolg bringen. Ich hatte das Gefühl, irgendwer da draußen hat den ultimativen Tipp für mich, den ich einfach noch nie gehört habe und damit würden sich alle meine Probleme und Unsicherheiten in Luft auflösen.

Die etwas ernüchternde Erkenntnis war: Egal wie viele Strategien oder Routinen ich von anderen kopiere, solange ich nicht verstehe, wie mein Hirn funktioniert und mit ihm zusammenarbeite, wird keine dieser Strategien je auf Dauer funktionieren. Ein Beispiel dafür ist die bekannte »Eat-The-Frog-Strategie«, die besagt, man solle jeden Morgen als Allererstes etwas machen, wovor man sich drückt oder was man einfach schrecklich findet – also die »schlimmste« Aufgabe des Tages zuerst erledigen. Auf die Art würde man angeblich sein Hirn so programmieren, dass alles, was danach kommt, einfacher und besser wird. Vielleicht funktioniert dieses Konzept mit einem neurotypischen Gehirn besser, weil auf die schreckliche Aufgabe ein riesiger Dopamin-Push folgt und das Gefühl, etwas geschafft zu haben. Bei mir bleibt das aus. Ich mache also diese schreckliche Aufgabe direkt am Anfang des Tages und habe damit meine komplette Tagesenergie verschossen, was dann sogar dazu führt, dass ich die nächsten Tage diese schreckliche

Aufgabe aufschiebe und aufschiebe, sodass ich dann häufig bis mittags gar nichts gemacht habe.

Wenn ich etwas schaffe, was ich nicht persönlich als wichtig oder spannend empfinde, habe ich so gut wie nie ein positives Gefühl oder das klassische Erfolgserlebnis danach. Zwar spüre ich dann das Gefühl einer diffusen Erleichterung, dass die schreckliche Aufgabe erledigt ist, aber ich bin deswegen nicht stolz auf mich oder motiviert, am nächsten Tag ebenso zu handeln. Heute weiß ich, dass die erwartete Dopamin-Belohnung für solche Aufgaben bei mir einfach ausbleibt.

Dasselbe gilt für immer gleiche Routinen oder Strategien. Manchmal finde ich ein neues Organisationstool, eine App oder eine Strategie, von der ich kurzzeitig denke: Das ist es! Das ist das fehlende Puzzlestück und das wird mir jetzt für immer helfen. Oft ist zwei bis drei Tage später schon klar, dass dem leider nicht so ist. Genauso oft erreichen mich Nachrichten auf Instagram, in denen Leute euphorisch berichten, dass sie das perfekte Tool oder die perfekte Strategie für Menschen mit ADHS gefunden haben. Häufig höre ich ein paar Tage oder Wochen später noch mal nach, ob es wirklich so perfekt war – die Antwort darauf kann man sich vielleicht denken.

Unsere Gehirne sind nicht darauf ausgelegt, jeden Tag dasselbe zu machen. Unsere Neurotransmitter kommen nicht in Wallungen von durchperfektionierten Routinen und Tagesabläufen, sondern von Dingen, die neu und spannend sind, und auch nur dann, wenn nicht gerade etwas anderes neuer oder spannender ist. Aber wie soll man dann überhaupt Strategien finden, die funktionieren? Mein ultimativer Gamechanger-Tipp klingt gar nicht mal so spektakulär, hat bei mir aber einiges verändert: Ich habe nicht die eine Strategie, sondern viele.

STRATEGIE-BEISPIELE (absolut unvollständig):

- Belohnungssystem
- Verantwortlichkeits-Buddy (also jemandem Bescheid geben, dass eine bestimmte Aufgabe ansteht)
- Aufgaben nach morgens/mittags/abends einteilen
- Aufgaben nach viel Energie/wenig Energie einteilen
- Fünf-Minuten-Timer (einen Timer für fünf Minuten stellen und in der Zeit so viel erledigen, wie man schafft)
- Nach Hilfe fragen
- Ablenkung von den Arbeitsorten verbannen
- Automatisieren, was möglich ist (Daueraufträge, Einzugsermächtigungen, Staubsaugerroboter, Lebensmittel bestellen ...)
- Alexa, Siri oder Google Assistant benutzen
- Wichtige Geräte mit Bluetooth-Tracker ausstatten
- Visuelle Reminder wie Post-Its (die aber immer mal woanders kleben)
- Während Phasen, in denen man sich konzentrieren muss, alle Apps begrenzen, die einen ablenken (dafür gibt's Apps :))
- Bis zehn zählen (Sitze auf dem Sofa, zähle bis zehn und stehe dann zumindest auf. Funktioniert erstaunlich gut, um etwas anzufangen.)
- Das Smartphone aus dem Schlafzimmer verbannen (hilft nicht nur beim Einschlafen, sondern auch beim morgens Aufstehen)
- Schrittzähler verwenden (Setze dir ein Schrittziel für deine Aufgaben, erst dann darfst du dich hinsetzen)
- Vor jede wichtige Entscheidung eine 24-Stunden-Bedenkzeit setzen

- Pausen fest einplanen (und auch, was man dann Schönes machen könnte)
- Body Doubling
- Aufgaben auswürfeln oder per Zufallsgenerator entscheiden lassen

Ich gehe mit dem Flow meines Gehirns. Wenn ich irgendwo einen Tipp finde, der mich anspricht, kommt er auf meine unendlich lange Liste von Strategien. Generell ist es für mich wichtig, mich nicht festzulegen. Früher suchte ich immer nach dem einen optimal passenden Kalendersystem für mich. So kam ich vom klassischen Papierkalender zu Bullet Journaling, von dort auf mehrere digitale Kalendersysteme, Time Blocking, Post-Its und wahrscheinlich tausend weitere Arten von Kalendern, die ich schon wieder vergessen habe. Es war mir dann sehr wichtig, dieses eine Kalendersystem religiös durchzuziehen, denn das war ja die vorherrschende Meinung: Damit ein Planungstool funktioniert, muss man sich zu hundert Prozent daran binden. Oder?

Mittlerweile benutze ich stets vier oder fünf Systeme gleichzeitig. Gerade ist das beispielsweise mein Handykalender, ein Bullet Journal, ein digitales Journal am Tablet und Post-Its – beziehungsweise verschiedene Schmierzettel. Wirkt das total chaotisch? Absolut. Aber bei meiner Planungs-Methode ist auch überhaupt nicht wichtig, ob andere Leute sie durchblicken, sondern nur, dass sie mir das Leben vereinfacht. Natürlich rutscht mir trotzdem mal was durch, und das Risiko, in den falschen Kalender zu gucken, ist natürlich gegeben – aber immerhin nicht wie sonst das Risiko, mir etwas gar nicht erst aufzuschreiben.

Für verschiedene Haushaltsaufgaben helfen mir manchmal Challenges mit meinem Partner oder mit mir selbst. Manchmal überfordern die mich aber auch total oder führen dazu, dass ich in eine Paralyse rutsche und dann gar nichts mehr schaffe. Daher haben wir normalerweise ein Punktesystem, bei dem man für eine erledigte Aufgabe Punkte bekommt und am Ende der Woche verglichen wird. Wenn ich aber einige Wochen in Folge gewinne, muss etwas Neues her, weil mein Hirn es nicht mehr als Challenge empfindet. Dann werden für ein paar Wochen Zettelchen gezogen oder Aufgaben ausgewürfelt oder der Haushalt bleibt mal komplett an meinem Partner hängen, nur um dann zwei Wochen später wieder wunderbar im Team zu funktionieren.

Dieses Prinzip lässt sich auf alle Herausforderungen des Alltags übertragen: Es muss fließen und sich gut anfühlen. Dafür ist es wichtig, auch mit Partnern, Arbeitskollegen oder Freunden/Freundinnen darüber zu sprechen – denn nicht alle werden verstehen, warum auf einmal viele Dinge intuitiv funktionieren sollen. Aus eigener Erfahrung erfordert das auch immer wieder Kompromisse.

In der Entstehung dieses Buches habe ich versucht, mit allen Beteiligten vorab zu besprechen, was möglich ist und was nicht. Oft neigen Menschen, die von der Diagnose ADHS hören, nämlich erst mal dazu, einen zu überschätzen, aber noch viel öfter zu unterschätzen. Alle Leute, mit denen ich für dieses Buch gearbeitet habe, sind nämlich sehr wohlwollende, liebe Menschen, die aufgrund meiner Diagnose keinen Druck ausüben wollen und am liebsten sagen würden: »Mach einfach so viel du schaffst! « Aber wisst ihr, was mit allen Projekten passiert ist, bei denen mir jemand sagte: »Alles kein Problem!«, »Mach dir keinen Stress!«, »Meld dich einfach irgendwann!«? Absolut gar nichts. Gleichzeitig ist es das größte und zeitintensivste Projekt in meinem bisherigen Leben, also hatte ich selbst natürlich absolut keine Ahnung davon, was ich dafür brauchen würde.

Ich brauche gewissen Druck und Verbindlichkeit von außen, um zu funktionieren und um einen Rahmen zu haben. Aber nicht zu viel, um nicht in Stress zu versinken und in der Paralyse zu landen. Das richtige

Maß zwischen Druck und Freiheit zu finden, hat bei mir dreißig Jahre meines Lebens gedauert und auch heute liegt dieser »Genau-richtig-Punkt« phasenweise ganz woanders. Für unser Umfeld ist es schier unmöglich umzusetzen, immer genau das richtige Maß zu treffen. Deswegen brauchen wir selbst Strategien, um uns entsprechend Druck zu machen oder Freiheit zu nehmen.

Bei diesem Buch-Projekt nahm ich mir zum Beispiel vor, täglich drei Sätze zu schreiben. Das war das absolute Minimum, was ich erreichen musste. Da man mit drei Sätzen am Tag aber ziemlich lange an einem Buch schreiben würde, sollte es damit natürlich nicht getan sein. An den allermeisten Tagen schrieb ich mehr als diese drei Sätze. Unter anderem deswegen, weil ich nicht nur bunte Ausmalkästchen für jede geschriebene Seite in meinem Bullet Journal hatte, sondern auch, weil ich mir morgens schon überlegte, mit was ich mich an diesem Tag für eine bestimmte Seitenzahl belohnen würde.

Für unsere diskussionsfreudigen Gehirne ist es nicht immer leicht, uns dann nicht die Belohnung einfach zu nehmen, ohne die Aufgabe zu erledigen. Deswegen muss die Aufgabe sehr klar formuliert sein und direkt so, dass unser Gehirn nicht in die Versuchung kommt zu diskutieren. Aus »Aufräumen« wird so vielleicht eher ein »Dreißig-Minuten-Aufräumen« (und nein, nicht zehn Minuten, und nein, mit dem Handy in der Küche rumstehen zählt auch nicht).

Was wir außerdem berücksichtigen müssen, ist, dass unser Hirn, das auf der Suche nach Dopamin ist, uns häufig sagt: »Ich möchte die Belohnung jetzt, damit ich anfangen kann, und die Aufgabe mache ich dann einfach später!« – und auch ich falle immer wieder darauf rein, denn meistens erledige ich die Aufgabe später dann nicht. Das Einzige, das dagegen hilft, ist, mir das immer wieder vor Augen zu halten und an guten Tagen einen kleinen Moment innezuhalten und mich zu fragen, ob ich wirklich vorhabe, die Aufgabe später zu machen, oder ob das jetzt nur mein Hirn ist, das mich veräppeln möchte. Oft bringt es nämlich gar nicht den gewünschten Effekt, dem Impuls nachzugeben: Wenn ich mir eine Belohnung nehme, ohne die dafür veranschlagte Aufgabe zu machen, stellt sich das Belohnungsgefühl meist gar nicht ein, sondern ich fühle mich schlecht und unter Druck gesetzt, jetzt verdammt noch mal die Aufgabe zu erledigen.

Und so gerne ich würde, kann ich hier nicht mit den ultimativen Tipps um die Ecke kommen, mit denen ihr endlich produktiv und glücklich werdet und euch in die neurotypische Gesellschaft perfekt einfügen könnt. Denn wir müssen immer beachten, dass wir gute und schlechte Tage haben werden und dass bestimmte Strategien uns vielleicht eine Zeit lang begleiten werden und produktiver machen, aber wir dann wieder Platz für eine neue Strategie machen müssen. Unsere ADHS-Gehirne sind nicht so gestrickt, und jede Strategie der Welt, egal ob ihr eintausend Euro für ein Coaching bezahlt habt oder sie kostenlos im Internet gefunden habt, wird im Normalfall nicht für immer funktionieren.

Radikale Selbstakzeptanz

Das, was mich in meinem Leben am meisten weiterbrachte und meine Produktivität auf ein neues Level hob, ist eine Strategie, die die meisten vielleicht nicht erwarten würden: radikale Selbstakzeptanz. Viele sprechen immer wieder von Selbstliebe, aber für die radikale Selbstakzeptanz ist es nicht mal so wichtig, dass man sich selbst zwangsläufig knorke findet.

Was meine ich damit? Das, was die meisten Außenstehenden häufig kritisieren oder wovor sie Angst haben: dass wir unser ADHS als Ausrede benutzen. Man muss es nicht unbedingt in die Welt hinausschreien und jedem auf die Nase binden – auch wenn man das darf und das auch absolut in Ordnung wäre. Viel wichtiger ist aber, dass wir uns das selber glauben. Zu spät zum Termin? Mist, aber ich habe Probleme mit Zeitblindheit. Jemandem nicht zurückgeschrieben? Ärgerlich, aber »aus den

Augen, aus dem Sinn«! Was Unpassendes zur Chefin gesagt? Menno, diese Impulsivität mal wieder. Gerade spät diagnostizierte Menschen neigen häufig dazu, sich all diese Dinge als persönliches Versagen vorzuhalten und sich dafür zu geißeln und sich zu versprechen, es beim nächsten Mal besser zu machen. Aber werden wir es beim nächsten Mal besser machen? Oder beim übernächsten Mal? Ganz ehrlich – wahrscheinlich nicht.

Wir werden immer wieder in Situationen kommen, in denen unser Neurotransmitterhaushalt uns einen Strich durch die Rechnung macht. Das Einzige, was wir ändern können, ist, wie wir darauf reagieren. Dabei hat mir am meisten der Kontakt mit anderen ADHS-Betroffenen geholfen, denn nur durch das Gefühl von Zugehörigkeit bekommt man das Gefühl von Normalität. Oft geht es in der Community so weit, dass, wenn jemand zum Beispiel ein Problem in einer sozialen Situation hat, die Lösung erst mal im Miteinander, in der Kommunikation oder in der anderen Person gesucht wird. Denn die meisten wissen: Wir können unser Symptom nicht wegzaubern.

Ich will damit nicht sagen, dass wir uns einreden sollen, dass immer die anderen schuld sind. Oder dass wir ab jetzt für nichts mehr was können und für jede Situation zunächst mit den Schultern zucken und sagen: »Tja, hab halt ADHS!« Aber gerade für den Anfang darf man es mit der Selbstakzeptanz auch mal übertreiben. Wenn man überlegt, dass wir eigentlich unser ganzes Leben versucht haben, es anderen recht zu machen, uns anderen anzupassen und niemandem zur Last zu fallen, muss unser Hirn meistens erst mal lernen, lieb zu sich selbst zu sein.

Dadurch, dass ich durch meinen Job und meine Community fast nur noch mit neurodivergenten Menschen zu tun habe, perfektionierte ich meine radikale Selbstakzeptanz, denn in meinem Kopf sind wir die »Normalen«. Innerhalb unseres Online Safe Space geht es sogar noch mal einen Schritt weiter. Aufgaben zu schaffen, die in der Gesellschaft oft als »normal« gelten oder nebenbei erledigt werden können, werden absolut gefeiert. So kommt es vor, dass ein ganzer Chat vor Freude ausflippt, weil jemand einen Brief endlich abgeschickt, auf eine E-Mail geantwortet oder nach einer schlechten Phase mal wieder Wäsche gewaschen hat. Anzunehmen, dass das für ADHS-Betroffene absolut keine selbstverständliche Leistung ist, sorgte bei mir für ein krasses Umdenken: Früher guckte ich paralysiert in meine Mails, immer mit dem Hintergedanken, dass andere das doch auch easy schaffen und ich einfach unfähig bin, unangenehme Aufgaben zu machen. Heutzutage schaue ich mit dem kompletten Wissen in mein Postfach, dass ich nicht »Andere« bin, sondern ich. Und für mich ist das nun mal eine schwere Aufgabe, und deswegen mach ich nicht nur eine Challenge draus, sondern belohne mich auch im Anschluss.

Wenn man das einmal verinnerlicht hat, kann man anfangen, für bestimmte Probleme Lösungen zu finden. So wird aus dem Anfänglichen: »Na ja, ich habe halt ADHS« eher ein »Ich habe ADHS und das fällt mir schwer, aber woran hat es in der Situation gelegen und möchte ich das in Zukunft ändern? Wenn ja, wie kann ich das anstellen?«. Auch das ist nämlich eine Form von Selbstakzeptanz. Denn nur, wenn wir von den Gedanken wegkommen, dass wir unfähig sind, eine Last für andere Menschen und sowieso nichts hinkriegen, können wir lösungsorientiert auf die Situation schauen und uns fragen, welche Dinge wir wie verändern können und wollen.

Mich persönlich stört es beispielsweise überhaupt nicht mehr, ob ich jemanden unterbreche, aus Versehen völlig fremden Menschen meine Lebensgeschichte erzähle oder jemandem nicht auf WhatsApp antworte. Ich habe mich gefragt: Stören mich diese Dinge wirklich oder habe ich nur Angst, was andere von mir denken? Habe ich durch irgendeine Strategie die Möglichkeit, diese Dinge zu verändern? Wenn ja, ist die Sache wirklich so wichtig, dass es die Energie wert ist, die mich die Strategie kosten wird?

Mir ist klar, dass ich in der komfortablen Situation bin, dass ich keine Vorgesetzten, Arbeitgeber oder klassischen Kundenkontakt habe. Ich habe nur Leute um mich, die entweder selbst neurodivergent sind oder zumindest um die Schwierigkeiten wissen, und ich habe eine Community, die mich und andere dafür feiert. Aber es ist für niemanden unmöglich, zumindest kleine Schritte davon umzusetzen und mal zu schauen, was sich verändert.

Ein banales Beispiel ist: Wasser trinken. Wie viele andere Menschen, vergesse ich über den Tag, genug zu trinken und merke das erst, wenn ich körperliche Symptome bekomme. Der »normale« Weg, damit umzugehen, den ich immer überall gehört und gelesen habe, ist, sich an allen möglichen Stellen Wasser hinzustellen, um sich so ans Trinken zu erinnern. Funktioniert bei mir aber nicht. Was bei mir funktioniert, ist, mir eine neue, shiny Wasserflasche oder ein Glas zu kaufen, das sich schön anfühlt. Da hieß es von meinen Eltern immer: »Wir können dir jetzt aber nicht jedes Mal was Neues kaufen!« Stimmt, aber glücklicherweise verdiene ich mittlerweile mein eigenes Geld und habe aufgehört, mir bei jeder wortwörtlichen Dürreperiode vorzuhalten, dass ich ja genug Wasserflaschen habe und ich deswegen keine neue brauche. Mittlerweile besitze ich wirklich genug dopaminspendende Trinkgefäße – welche mit Glitzer und grellen Farben, welche, die sich schön am Mund anfühlen, welche mit Strohhalm und welche mit Skala –, sodass ich gut durch die vorhandenen Gefäße durchwechseln kann, um stets genug zu trinken. Hätte ich früher aufgehört, mich dafür fertig zu machen und mir immer wieder vorzuhalten, dass andere es doch auch schaffen, genug zu trinken, hätte ich nicht nur früher eine beeindruckende Bechersammlung gehabt, sondern auch früher mein Hirn und das, was es braucht, als normal angesehen.

Auch hier wird sich wahrscheinlich der ein oder andere Leser denken, dass das aber sehr unvernünftig ist, oder dass man ja wirklich nicht mehr als ein oder zwei Trinkgefäße braucht. Und das kann man auf alles im Leben übertragen, nicht nur auf Trinkgefäße: Wenn ich vergesse, jemandem eine Nachricht zurückzuschreiben, wenn ich einen Termin versäume, wenn ich eine Deadline nicht einhalten kann oder bei irgendetwas nicht zugehört habe, sagt irgendwer: »Das ist nicht okay!«

Es ist wichtig zu verstehen, dass wir nur zwei Möglichkeiten haben, damit umzugehen: Wir vergessen etwas, machen etwas falsch oder gar nicht und machen uns dafür absolut fertig, fühlen uns wie eine Zumutung für unsere Mitmenschen und nehmen uns vor, dass das nie wieder vorkommt. Dann gehen wir beim nächsten Mal in der Situation vielleicht total über unsere Grenzen hinaus und fühlen uns selbst furchtbar damit. Die zweite Möglichkeit ist, dass wir es als Symptom anerkennen, uns sagen »shit happens« und mit unserem normalen Leben weitermachen.

Wie schon gesagt, das kommt oft wie grenzenloser Egoismus rüber und ist es per Definition vielleicht sogar. Allerdings gehe ich auch oft über meine Grenzen, aber dann traf ich im Vorfeld immer die Entscheidung, dass mir diese Sache wichtig ist. Das sieht dann so aus, dass ich mir für meine liebsten Menschen auch zwanzig Timer stelle oder auch mal mehrere Stunden im Wartemodus verbringe, um einen Termin nicht zu vergessen. Bei wichtigen geschäftlichen Terminen versuche ich, dreimal tief durchzuatmen, bevor ich zwanghaft jemanden unterbreche, und mich zu fragen, ob es wirklich genau jetzt wichtig ist, das zu sagen.

Das kostet Löffel. Und mit denen muss ich sparsam umgehen. Im Gegensatz zu früher, als ich meine Löffel nur dafür ausgab, um Menschen glücklich zu machen, die ich nicht mal ausstehen konnte, oder um nicht negativ aufzufallen, mache ich das jetzt nur noch in Situationen, die mir wirklich wichtig sind.

Auf der Jagd nach Dopamin – und wo man es finden kann

Wir haben bereits geklärt, dass Dopamin kein eigentliches »Glückshormon« ist, sondern im wortwörtlichen Sinne ein »Motivationshormon«. Dass es Meschen antreibt und befriedigt. Und wir haben geklärt, dass Menschen mit ADHS offenbar ständig auf der Suche nach Dopamin sind.

Menschen mit einem neurotypischen Hirnstoffwechsel werden für erledigte schwierige oder wiederkehrende Aufgaben mit einem Dopamin-Boost belohnt. Wäre bei ADHSlern das Dopamin einfach generell niedrig oder es würde wenig produziert werden, könnte man relativ leicht medikamentös Abhilfe schaffen. Das Problem ist, dass Dopamin augenscheinlich mal mehr mal weniger schnell abgebaut wird und somit nicht zur Verfügung steht für Aufgaben wie Planung, Gedächtnisleistung oder Impulskontrolle. Das heißt: Egal, wie viel Dopamin unser Gehirn produziert oder durch das Durchführen von nervigen Aufgaben ausschütten würde, hätten wir nicht so lange was davon wie unsere neurotypischen Mitmenschen. Daher kommt dieses ständige Gefühl von »auf der Jagd sein« und oft überlegen wir schon direkt nach der geschafften Aufgabe, wo das nächste bisschen Dopamin herkommen könnte.

Viele Wege, auf denen wir Dopamin suchen und finden gelten gesellschaftlich als »schlecht« und wir kriegen immer wieder eingeredet, dass das nicht die richtigen Wege sind, um Dopamin zu finden. Beispielsweise Zucker essen, Social Media durchscrollen, Videospiele spielen, viel Kaffee trinken, Extremsportarten ausüben oder viel Sex haben gelten als unbedingt zu vermeiden, wenn man ADHS hat. Aber warum eigentlich? Wissenschaftlich und logisch kann nicht unterschieden werden zwischen »gutem« und »schlechtem« Dopamin, die Unterscheidung wird also rein gesellschaftlich gemacht. Die Beispiele oben gelten oft als faul oder unverantwortlich, dabei hat man es vielleicht einfach nicht anders gelernt. Etwas ist schlecht, weil es schon immer schlecht war, und das wird dann meist auch nicht hinterfragt.

Klar, Videospiele oder Social Media können echte Zeitfresser sein und auch bei Menschen mit ADHS stellenweise suchtartiges Verhalten auslösen. Zucker essen gilt als ungesund für Zähne und Organismus, Extremsportarten oder promiskuitives Sexualverhalten kann gefährlich für uns selbst, aber auch für andere sein. Aber man stelle sich vor, jeder Mensch in der Gesellschaft hätte nur Motivation oder das Gefühl von

Belohnung, wenn er vorher ein Videospiel gespielt oder eine ganze Tafel Schokolade gegessen hat. Wäre es dann immer noch verpönt, oder einfach ganz normal?

Deutlich wird das beim bereits beschriebenen Beispiel des übermäßigen Kaffeekonsums – der ist nämlich für viele Menschen in der Gesellschaft normal und wird teilweise sogar glorifiziert, also fällt man als neurodivergenter Mensch mit einer Koffeinsucht nicht besonders auf.

Und auch, wenn wir die Gesellschaft nicht ändern können, sollten wir Betroffene für unseren Teil anfangen, Dopaminquellen nicht mehr in gut oder schlecht zu unterscheiden und zu beurteilen, sondern sie erst mal als das sehen, was sie sind: kurzzeitige Dopaminschübe, die uns stellenweise über Durststrecken hinweghelfen. Das letzte, was wir gebrauchen können, ist, dass wir uns für die Wege schämen oder fertig machen, mit denen wir unser Hirn kurzfristig funktional bekommen.

Natürlich gibt es aber auch andere Wege, um den Dopaminspiegel im Gehirn kurz- oder langfristig zu erhöhen. Einer der größten Faktoren bei mir war definitiv die Ernährung. Bis ich Mitte zwanzig war, hatte ich absolut keine Ahnung von Nährstoffen und Inhaltsstoffen von Nahrungsmitteln, und das, obwohl ich schon mehrere Jahre für mich selbst gekocht hatte. Durch einen sehr ausgeprägten und auch lang anhaltenden Hyperfokus (klar, wie auch sonst!) lernte ich extrem viel über Ernährung und ihre Auswirkung auf den Körper und stellte quasi über Nacht meine komplette Ernährung auf eine pflanzenbasierte Vollwertküche um – also aß ich von jetzt auf gleich keine tierischen Produkte mehr, dafür sehr viel Gemüse und Hülsenfrüchte sowie Obst und Getreide. Zudem trackte ich per App jetzt nicht mehr meine Kalorien, wie es zu der Zeit jeder tat, sondern nur noch die Menge an Proteinen, die ich zu mir nahm. Wie viele andere Hyperfokus-Themen auch, wurde das Thema Ernährung zu einer regelrechten Obsession und ich probierte viel herum: Über Monate aß ich nur Rohkost, dann eine Ernährungsform mit viel Fettanteil, dann viele Kohlenhydrate und wenig Fett.

Damals hatte ich noch keine Ahnung von ADHS-Symptomen, aber ich bemerkte erstmals, dass meine Ernährung einen Einfluss auf meine mentale und körperliche Verfassung hatte. In meinem Kopf, wo eine ganze Zeit lang nur neblige, nicht greifbare Gedanken vorherrschten, waren einzelne Gedanken nun sehr viel klarer. Körperlich spürte ich plötzlich Energie und die Motivation, Dinge zu tun. Heutzutage würde ich sagen, es fühlte sich ein bisschen an, wie wenn es Frühling wird, nur krasser!

Nach meiner ADHS-Diagnose fing ich an, mich nicht nur mit der Ernährung an sich zu beschäftigen, sondern auch mit Mikronährstoffen, also so was wie Vitaminen und Mineralstoffen.

KRITISCHE MINERALSTOFFE BEI ADHS: Laut Studien liegt bei Kindern mit ADHS auffallend oft ein Mangel an Zink, Magnesium, Eisen, B-Vitaminen und Omega-3 vor. Über die Gründe dafür ist sich die Wissenschaft uneinig, aber eine Theorie besagt, dass unser Gehirn mehr Energie durch die gesteigerte Hirnaktivität verbraucht und dadurch auch mehr Mikronährstoffe benötigt.

Damit überhaupt Neurotransmitter im Gehirn gebildet werden und neuronale Prozesse ablaufen können, braucht unser Gehirn eine Menge an Nährstoffen. Aber alle Nährstoffe durch die Nahrung aufzunehmen ist fast unmöglich zu erreichen: Nicht nur enthalten viele Lebensmittel durch verschiedene Umwelteinflüsse gar nicht mehr so viele Nährstoffe, um den Bedarf einer erwachsenen Person zu decken, sondern ich habe auch keine große Lust, meine Ernährung so genau zu planen. Obwohl ich sehr ausgewogen esse, habe ich immer wieder Probleme mit Eisen- und Zinkmangel, den ich jeweils durch die Einnahme von Kapseln ausgleiche. Und immer, wenn ich denke, das würde an meinen Symptomen nichts verändern, lasse ich die Kapseln ein paar Tage weg und merke, dass sie sehr wohl was bringen. Denn der Fluch und Segen daran, die Ernährung umzustellen, ist, dass man die Veränderung nicht so unmittelbar mitbekommt wie beispielsweise, wenn man eine Tafel Schokolade isst und sofort den Schub davon fühlen kann. Bei der Ernährung ist das etwas langwieriger und deshalb ohne Hyperfokus sehr schwer, dranzubleiben. Aber die gute Nachricht: Bei einer ausgewogenen Ernährung und den passenden Mikronährstoffen bekommt man nicht nur kurze Dopaminschübe, sondern hat die Chance auf insgesamt verbesserte Symptome über einen längeren Zeitraum.

Ein weiterer Weg, sich Dopaminschübe ins Leben zu holen ist einer, den sicherlich viele Betroffene bewusst oder unterbewusst kennen und oft einsetzen: neue Dinge! Egal ob kaufen, erfahren oder erschaffen – etwas Neues auszuprobieren, zu erfahren oder zu recherchieren ist eigentlich ein Garant für Dopamin. Oft wird uns auch das von der Gesellschaft etwas schlecht geredet, weil ständig neue Dinge interessant sind und uns das als Schwäche oder mangelndes Durchhaltevermögen ausgelegt wird. Aber das ist nun mal die Art, wie unser Gehirn funktioniert und deswegen erlaube ich mir häufig Neues, wenn mein Hirn danach verlangt.

Der Klassiker bei mir ist dabei wahrscheinlich: Räume umstellen. Wenn ich merke, dass nichts läuft, alles irgendwie langweiliger Einheitsbrei ist und mein Hirn nicht wirklich will, ruft es mir im ersten Impuls zu: »Alles muss anders aussehen!« Und so fange ich dann aus egal welcher Situation heraus an, Möbel zu verrücken, Wände zu streichen oder fragwürdige Deko-Elemente selbst zu basteln, um eine Veränderung zu erzeugen. Und das Schöne: Es funktioniert eigentlich jedes Mal. Noch besser wäre es nur, wenn sich später jemand anderes um das entstandene Chaos kümmern würde.

Ein weiterer, riesiger Faktor für meine Lebensqualität war ein Hinterfragen meiner Schlafqualität. Schlaf ist unheimlich wichtig für jedes

Gehirn, aber für unseres ganz besonders: Unser Hirn ist den ganzen Tag im Höchstleistungsmodus, selbst dann, wenn wir nichts tun. Ständig geflutet von Eindrücken und rasenden Gedanken, bräuchte es mehr denn je eine Pause. Während guter und ausreichend langer Schlaf dazu führt, dass der Dopaminspiegel ansteigt und die Gehirnkommunikation besser funktioniert, kann sowohl zu viel als auch zu wenig Dopamin zu Schlafstörungen verschiedenster Art führen. Leider geht ADHS zeitweise mit extremen Schlafproblemen einher [siehe Seite 144 | Schlafstörungen], und auch unsere eigene Impulskontrolle macht uns bei dem Thema oft einen Strich durch die Rechnung. So schaffen wir abends oftmals nicht den Absprung beim Seriengucken, Spielen oder Lesen und gehen deutlich später ins Bett, als es eigentlich gut wäre. Oder aber wir kommen morgens nicht aus dem Bett, weil unser Wecker im Dauer-Snooze-Modus ist und sind anschließend den ganzen Tag gerädert.

Für eine gesunde Schlafhygiene habe ich vor Monaten das Handy aus dem Schlafzimmer verbannt. Das löste viele Probleme: Oft scrollte ich abends noch durch TikTok, las Instagram-Nachrichten oder recherchierte Hyperfokusthemen – alles Tätigkeiten, die mein Hirn so hochfahren, dass einschlafen direkt danach unmöglich war. Morgens ging der erste Griff auf den Nachttisch, um nachzulesen, was ich über Nacht verpasst habe. Das wiederum führte dazu, dass ich morgens mindestens eine Stunde lang nicht aus dem Bett kam, weil ich im Scrollen festhing und währenddessen so genervt von mir selbst wurde, dass ich dann aus lauter schlechter Laune auch nicht mehr aufstehen wollte. Und wenn ich dann doch irgendwann aufgestanden bin, war das Grundgefühl weiterhin genervt, gestresst und insgesamt negativ, weil so ja die ersten Minuten des Tages gestartet hatten. Und das über Jahre.

Es ist also nicht nur sinnvoll, neue Verhaltensweisen zu erlernen, sondern auch die zu hinterfragen, die uns schaden. Meistens reicht es dabei nicht, wenn wir uns einfach vornehmen, etwas nicht mehr zu tun. Die meisten Verhaltensweisen, die wir uns abgewöhnen wollen, sind zwar kurzfristige Dopamin-Lieferanten, tun uns aber langfristig nicht gut: beispielsweise ewig am Handy durch Social Media scrollen oder rauchen.

Was mir dabei hilft, sind sehr klar formulierte Regeln und kleine Tricks. Es gibt nur noch im Badezimmer die Möglichkeit, mein Handy zu laden. Ich hatte schon oft den Impuls, abends aufzustehen und das Ladekabel ins Schlafzimmer zu holen, konnte mich aber in dem kurzen Moment in dem ich sowieso aufstehen musste dann kurz besinnen und bemerkte, dass das mein Gehirn auf der Suche nach kurzfristigem Dopamin war und ich mich hier gerade eigentlich nur selbst verarsche. Bei der Rauchentwöhnung bin ich noch einen Schritt weiter gegangen und habe die Zigaretten in einen Mini-Tresor mit Zahlencode gesperrt. Diesen Code hatte ich zwar, aber in den allermeisten Fällen kam ich schon beim Eingeben zur Besinnung.

Es bleibt zu sagen, dass ich einerseits nicht alle diese Dinge, die mir geholfen haben, auf einmal umgesetzt habe. Teilweise haben diese Veränderungen Monate bis Jahre gedauert und wurden auch nicht immer so konsequent durchgezogen, wie man nach dem Lesen dieses Kapitels denken würde. Eher ist es wichtig, für sich eine Basis zu finden, zu der man immer wieder zurückkommen kann, wenn im Kopf gerade alles mal wieder drunter und drüber geht.

Wie man mit ADHS leben lernt

Wir wissen jetzt, dass ADHS nicht heilbar ist und dass man niemals ein neurotypisches Gehirn haben wird – egal mit welchen Strategien. Doch was bedeutet das für das Leben mit ADHS?

Wir müssen irgendwann anfangen, dieser Realität ins Auge zu blicken und auch nach ihr zu leben. Für mich war das anfangs sehr schwer, weil ich immer wieder die Hoffnung hatte, dass bestimmt mit der tausendsten Strategie doch plötzlich alles normal läuft und mir nur dieser eine Tipp hilft, endlich ein organisiertes und normales Leben zu führen.

Fakt ist: Wir müssen neu definieren, was »normal« bedeutet. Oft haben wir ein verschobenes Bild von Normalität, geprägt durch unsere Eltern, durch die Gesellschaft, durch die Medien oder durch Werbung.

Da wir unsere Energie sparsamer einteilen müssen als neurotypische Menschen, müssen wir anfangen zu hinterfragen, was uns eigentlich wirklich wichtig ist und was auch realistisch machbar ist. Wir müssen unsere eigene Normalität definieren. Für mich ist es normal, dass ich nur drei Stunden am Vormittag einigermaßen konzentriert arbeiten kann – an manchen Tagen aber gar nicht und manchmal zehn Stunden am Stück. Es ist normal, dass ich nur mit Noise-Cancelling-Kopfhörern draußen durch die Gegend laufen kann. Es ist normal, dass ich mich mit Leuten nicht gerne im Café treffe, sondern zu Hause in einer ruhigen Umgebung. Es ist normal, dass ich für jede kleine Aufgabe Deadlines brauche, die ich manchmal nicht einhalten kann. Es ist normal, dass ich in Streitsituationen den Raum verlassen muss und es ist auch normal, dass ich manchmal wegen Kleinigkeiten komplett rotsehe und mich später dafür entschuldigen muss.

Es ist normal, dass ich immer neue Hobbys habe und Dinge interessant finde, die sonst niemanden beeindrucken. Es ist normal, dass ich an manchen Tagen viel mehr schaffe, als ich mir vorgenommen habe. Ebenso ist es normal, dass ich an manchen Tagen nichts von dem schaffe, was ich mir vorgenommen habe. Es ist normal, dass ich Termine anstrengend finde, auch die, die Spaß machen sollen. Es ist normal, dass ich Hunderte Reminder für alles Mögliche brauche und es deswegen oft chaotisch bei mir aussieht. Es ist auch normal, dass es manchmal zehn Minuten nach dem Aufräumen schon wieder unordentlich ist.

Was mir unheimlich half, ist, mich sehr viel mit Menschen zu umgeben, für die diese Dinge ebenfalls normal sind. Das Internet bietet dafür zum Glück heutzutage unzählige Möglichkeiten, sich in geschütztem Raum über seine täglichen Herausforderungen auszutauschen und festzustellen: Es gibt auch andere Leute, denen es so geht wie mir. Denn oft ist es für uns Menschen einfacher, etwas als normal anzusehen, wenn wir andere Leute sehen, die diese Dinge in der Realität leben.

Das Schöne in der ADHS-Community ist, dass auch die Content Creator zu dem Thema oftmals extrem authentisch sind und – anders als es häufig in den sozialen Medien der Fall ist – ganz viel über die echten, täglichen Probleme reden und es so immer normaler wird, bestimmte Dinge eben nicht gut zu können oder sein Leben an die eigenen Ressourcen anzupassen. Ich nehme meine eigene Community als extrem unterstützend wahr, sodass auch Menschen, die sich neu mit ADHS beschäftigen von denen mit offenen Armen aufgenommen und an die Themen herangeführt werden, die diese eigene Normalität vielleicht schon länger selbst leben.

Aber auch wenn man sich nicht online vernetzen will, kann es helfen, offen über unsere Normalität zu sprechen. Auch mit Menschen, die vielleicht eine andere Normalität leben: unserem Umfeld, unserer Familie, unseren Freunden, unseren Kollegen. Dabei muss man nicht unbedingt offenlegen, dass man ADHS hat und das eigene Hirn anders funktioniert als das von den meisten anderen Menschen. Jeder hat gewisse Stärken und Schwächen, und genauso können wir auch lockeren Bekanntschaften unsere Probleme erklären, ohne uns direkt offenbaren zu müssen.

Gerade bei unserem nahen Umfeld, also den Leuten, mit denen wir regelmäßig Kontakt haben (müssen), ist es oftmals nötig, immer wieder darauf hinzuweisen, dass bestimmte Dinge für uns nicht so einfach sind. Es kann auch nötig sein, Hilfe immer wieder einzufordern. Ein Beispiel dafür: Immer, wenn ich mich mit meiner Mutter treffen will, sagt sie so was wie: »Komm einfach, wann du willst!« Weil das so ein unklarer Rahmen ist, stürzt mich das für den Rest des Tages in eine unerträgliche Lebensunfähigkeit. Seit ich herausgefunden habe, dass das bei anderen auch so ist (Stichwort Normalität!), fällt es mir viel leichter, das anzusprechen und sie zu bitten, eine Uhrzeit vorzugeben. Früher habe ich auch oft mit meinem Freund gestritten, weil er mich um etwas gebeten hatte, und ich zwar versprach, es zu tun – und es dann doch nicht tat. Erst als ich darüber mit anderen Betroffenen sprach, ist mir klar geworden, dass das für uns normal sein kann. Gleichzeitig gibt es mir die Möglichkeit, ihn zu bitten, mich noch mal daran zu erinnern oder – wenn es eine besonders blöde Aufgabe ist – ihn zu fragen, ob wir es zusammen machen.

Es gibt theoretisch für jedes Problem unzählige Lösungsansätze. Keine Frage, manchmal passt einfach kein einziger davon. Und in den allermeisten Fällen funktionieren alle Strategien, Tipps und Lösungen für jede*n unterschiedlich gut. Wenn jemand versuchen würde, einen Tag von mir nachzuahmen – mit allen Dingen, die ich zu erledigen habe und allen Strategien, die ich dafür immer wieder anwende – ist die Wahrscheinlichkeit hoch, dass die Tätigkeiten für diese Person nicht genauso gut umsetzbar sind und der Tag völlig anders verläuft.

Nichtsdestotrotz schreibe ich mir jeden Tipp und jede Strategie auf, die mir irgendwo begegnet, und die meisten davon probiere ich sogar aus. Dabei ist es aber sehr wichtig, mich nicht zu vergleichen. Denn einerseits ist es gut, uns mit anderen Betroffenen auszutauschen und ihre Erfahrungen kennenzulernen, um uns normal und zugehörig zu fühlen. Andererseits muss man sich immer wieder vor Augen halten, dass nicht jede Person mit ADHS genau gleich tickt, in genau der gleichen Lebensphase ist oder genau die gleiche Unterstützung im Leben erfährt.

Es ist natürlich völlig normal, dass Menschen sich miteinander vergleichen. Und die allermeisten Vergleiche finden unterbewusst statt, wir merken nicht mal, dass wir es ständig tun. Durch die sozialen Medien fällt es uns natürlich noch leichter. Dabei ist es dann gut, sich bewusst zu machen, warum man sich diese Person ausgesucht hat und wie man auf den Vergleich reagiert.

VERGLEICHSMODELLE:

- **Aufwärtsvergleich zur Annäherung:**
  Jemand beschäftigt sich neu mit dem Thema ADHS und sucht sich deshalb eine Community, in der viele Strategien und Erfahrungsberichte ausgetauscht werden. Man sucht sich also jemanden, dem es augenscheinlich besser geht als einem selbst und nähert sich demjenigen an, indem man die Strategien desjenigen ausprobiert.
- **Abwärtsvergleich zur Abgrenzung:**
  Jemand will, dass es ihm jetzt in diesem Moment besser geht. Also sucht sich derjenige (oft unbewusst) jemanden, dem es augenscheinlich schlechter geht als ihm selbst. Deswegen werden in den sozialen Medien alle Arten von Content über Trennungen, Kündigungen oder Schicksalsschläge so gut geklickt. Menschen fühlen sich oft besser, wenn sie sich bewusst machen, dass ihre eigene Lebenssituation besser ist als die von anderen.
- **Aufwärtsvergleich zur Abgrenzung:**
  Jemand fühlt sich schlecht und möchte sich besser fühlen. Deswegen sucht er im Internet nach Tipps bei ADHS und liest sich ein, scrollt vielleicht in den sozialen Medien herum und findet dort Leute, die wirklich gut mit ADHS leben können. Diese Leute sind vielleicht erfolgreich und augenscheinlich glücklicher als er selbst. Viele Strategien werden für ihn vielleicht nicht funktionieren, weil er einen Bürojob hat oder alleinerziehend ist und viele Dinge nicht umsetzen kann. Dann fühlt er sich hinterher schlechter als vorher.

Wenn wir uns also vergleichen – was wir nicht verhindern können – und uns dabei schlecht fühlen, macht es also Sinn, kurz innezuhalten und sich zu fragen: Habe ich mich mit jemandem verglichen, mit dem das überhaupt zielführend ist? Ist die Lebenssituation der anderen Person meiner ähnlich? Und gerade in den sozialen Medien am wichtigsten: Kenne ich überhaupt alle Umstände dieser Person? Meistens lautet die Antwort auf diese Frage: Nein. Und trotzdem ist es okay und natürlich, sich zu vergleichen und sich auch mal besser oder schlechter als andere Menschen zu fühlen, solange man sich nicht komplett darin verliert.

Ein weiterer Punkt, der für mich von enormer Bedeutung war, ohne dass ich es so richtig merkte, hängt mit dem Thema Scham zusammen. Früher behauptete ich immer, ich würde mich eigentlich für nichts schämen. Aber obwohl ich immer eine große Klappe hatte, gerne jeden Small Talk umging und direkt über die krass tiefgründigen Themen sprach, habe ich mich insgeheim für einen Großteil meines Lebens immer sehr geschämt.

Allem voran schämte ich mich für meine Unordnung und jede Mahnung, die in den Briefkasten flatterte. Schämte mich für jeden Wutausbruch, jede Panikattacke, jede abgesagte Verabredung, jeden vergessenen Termin und jedes aufgegebene Hobby, von dem ich ein paar Tage vorher noch dachte, es würde mein kompletter Lebensinhalt werden. Nach außen hin galt ich tatsächlich als die Person, der nichts peinlich ist, weil ich öfter mal »die Merkwürdige« war, ohne mich offensichtlich dafür zu schämen. Aber für ziemlich vieles, was ich wirklich tat oder empfand und was wirklich in meinem Leben vor sich ging, schämte ich mich sehr. Ich redete allerdings nie darüber, nicht einmal in den vielen Jahren Therapie.

Schämen ist menschlich und gilt als angeboren. In der Gesellschaft ist Scham auch teilweise wichtig, weil es einer der Hauptgründe ist, warum wir uns sozialkonform verhalten: Was denken denn sonst die anderen über uns? Außerdem gelten besonders schamlose Menschen auch als besonders unbeliebt, denn wer sich für nichts schämt, dem müssen zwischenmenschliche Werte und Normen anscheinend egal sein. Aber ist es deswegen gut, sich besonders viel und doll und oft zu schämen? Nein. Denn obwohl unser Umfeld häufig davon profitiert, ist dauerhafte Scham kein Zustand, der gut für unsere mentale Gesundheit ist.

Noch schlimmer allerdings ist, dass das Schamgefühl oft mit einem anderen Gefühl Hand in Hand geht: dem Schuldgefühl. Das Schuldgefühl befasst sich oft mit bestimmten Situationen, in denen man etwas falsch gemacht hat, zum Beispiel vergessene Termine oder Geburtstage, Wutausbrüche oder Leute in Gesprächen ständig unterbrechen. Schamgefühle resultieren in gewisser Weise daraus und es bedeutet häufig, dass wir verstecken möchten, wer wir wirklich sind, um damit das Gefühl von Schuld loszuwerden.

Schuldgefühle haben wir meist schon in der Kindheit: Wir werden häufig den Erwartungen unseres Umfeldes nicht gerecht und fühlen uns schon früh »anders als andere« – und da setzt das Schamgefühl an. Wir schämen uns für das, was wir sind, schämen uns vielleicht für unsere »komischen« Interessen, für unsere Leistung in der Schule oder für unser Verhalten zu Hause. Aus so manchem ADHS-Kind wird durch ein hohes Level an Scham- und Schuldgefühl ein perfektionistischer Erwachsener, der immer versucht, dem Schamgefühl zu entkommen.

Meiner Erfahrung nach führt das aber nur zu enormem Stress und vor allem großen Problemen mit dem Selbstwertgefühl. Mir half es sehr, mir mal die Themen anzuschauen, für die ich mich schäme: Unordnung, Sucht, Probleme in meiner Partnerschaft und Wut. All das sind nicht nur Symptome und Folgen meiner späten ADHS-Diagnose, sondern auch Dinge, für die man sich nicht schämen sollte. Kein normales Leben ist so perfekt, wie es in Film und Fernsehen oder auch in den sozialen Medien dargestellt wird. Und wenn wir uns dafür schämen, wer und wie wir sind, sinkt auch die Wahrscheinlichkeit, dass wir uns Hilfe suchen oder unsere Probleme überhaupt zielorientiert anpacken können. Wenn man anfängt, über seine Schamthemen zu sprechen, wird man häufig feststellen, dass es anderen genauso geht. Und wenn es anderen genauso geht, ist es viel schwerer, sich weiterhin für Dinge zu schämen, vor allem, weil es viel mehr Spaß macht und sogar massenhaft Dopamin bringt, sich über Schamthemen zu unterhalten und diese vielleicht sogar mit Humor zu nehmen.

Nur da ich zuerst mit meinem Freund und später mit meiner Community sprach, konnte ich beispielsweise meine Geldprobleme in den Griff bekommen: Ich schämte mich extrem, dass ich mit Ende zwanzig keine einzige finanzielle Rücklage gebildet hatte, sodass ich immer behauptete, ich hätte einen Notgroschen. Ich hatte einfach keine Lust, mich mit Geldthemen zu beschäftigen, konnte mich nicht lange genug auf sie konzentrieren, weil sie mich zu Tode langweilten und sowieso für mich wenig greifbar sind. Aber nicht nur das, ich hatte auch heftige Angst davor, den Briefkasten zu öffnen. Die Scham, wenn doch wieder eine Mahnung ins Haus flatterte oder ich in einem lange ungeöffneten Brief eine längst verstrichene Frist für irgendwas vorfand, bereitete mir in meinem Erwachsenenleben viele Probleme. Als ich anfing darüber zu sprechen, konnte ich die Scham ablegen und vor allem eins: Hilfe annehmen. Ich sprach mit anderen Leuten über meine Sorgen und erhielt plötzlich viel Wertschätzung, Tipps und Hilfsangebote.

Hilfsangebote beziehungsweise Hilfsmittel sind ein weiterer, wichtiger Schritt, wenn es darum geht, mit ADHS zu leben. Denn vieles geht einfach nicht allein. Sei es, dass jemand mich bei den täglichen Aufgaben unterstützt, sei es Therapie, Nachteilsausgleiche oder auch Medikamente. Keine dieser Möglichkeiten ist besser oder schlechter als andere und man muss sich immer wieder bewusst machen, dass niemand es allein schaffen muss. Denn selbst wenn ich ADHS nicht klassisch als Krankheit bezeichne, ist es trotzdem so, dass für eine Person mit ADHS in einer neurotypischen Gesellschaft viele Nachteile entstehen können, die man nicht einfach mit Willenskraft ausgleichen kann.

Aber die Frage ist doch: Müssen wir überhaupt alles ausgleichen, um andere glücklich zu machen? Wenn ich in den letzten Jahren eins gelernt habe, dann dass man sich sein eigenes Umfeld zu einem großen Teil selbst schaffen kann. Wir dürfen authentisch sein und dürfen über all unsere Gefühle sprechen – sei es Scham, Angst, Trauer, aber auch Glück und Euphorie. Wir können uns Communitys suchen, in denen wir uns gesehen fühlen und in denen wir unsere eigene Normalität schaffen. Wir können unser Umfeld aufklären und haben dafür mittlerweile viele Ressourcen zur Verfügung. Wir dürfen wir selbst sein, und so können wir dann auch »unnormal« normal sein.

DANKSAGUNG

Wie ist es, mit ADHS ein ganzes Buch zu schreiben? Mal davon abgesehen, dass ich niemals gedacht hätte, dass ich überhaupt ein halbes, geschweige denn ein ganzes Buch schreiben könnte – denn große Aufgaben, die nicht innerhalb maximal einer Woche erledigt werden können, habe ich tatsächlich noch nie bis zum Ende durchgezogen. Ich habe nur drei Tage für meine Abiturprüfungen gelernt, einen Tag für meine Abschlussprüfung in der Ausbildung und vier Stunden für den Führerschein. Aber überraschenderweise ist ein Buch nicht innerhalb einer Woche zu schreiben und auch ein oder zwei Nachtschichten vor einer Deadline waren hier nicht das Mittel der Wahl.

Viele liebe Menschen in meinem Umfeld fragen mich, ob ich stolz bin, ein ganzes Buch fertig geschrieben zu haben. Die Antwort ist etwas ernüchternd: Nein. Das Gefühl, mit ADHS etwas Großes zu schaffen oder einen Meilenstein zu erleben, existiert nicht im eigentlichen Sinne. Denn rein logisch weiß ich natürlich, dass ein Buch zu schreiben eine große Sache ist und damit fertig zu sein eigentlich schon ein großes Ding. Die Realität sieht aber so aus, dass für mich das Gefühl von Erfolg nicht existiert. Was fehlt, ist das Konfetti im Gehirn, die Neurotransmitter, die meinen Synapsen ankündigen: Hier ist was Großes passiert!

Glücklicherweise hatte ich im Prozess des Schreibens und auch danach einige Leute, die das fehlende Konfetti ersetzen konnten. Allen voran meine wundervolle Literaturagentin Sabrina Haja, ohne die es dieses Buch niemals gegeben hätte. Danke für deine liebevollen Deadlines und dafür, dass du an das Projekt so sehr geglaubt hast, bevor ich es konnte. Theda Bader, die mich so feinfühlig begleitet hat und die liebsten Reminder-E-Mails geschickt hat, wenn doch mal etwas durchgerutscht ist. Ein Riesendank an Verena und Julia von Komplett-Media, die es sich zur Aufgabe gemacht haben, dass Stimmen und Geschichten gehört werden und die mir immer das schöne Gefühl gegeben haben, dass dieses gemeinsame Projekt unheimlich wichtig ist. Danke an meine Podcast-Kollegin und Freundin Charlotte für den Austausch über die Schreiberei und generell für dein immer offenes Ohr. Meine Freundin Pebbles, bei dir kann ich mich gar nicht angemessen bedanken dafür, dass du mir immer den Rücken freigehalten hast. Ohne dein Anti-People-Pleasing-Bootcamp der letzten Jahre wäre ich ganz oft verloren! Danke an meine Familie, die zahllose Gespräche mit meinem Anrufbeantworter führen musste und die dennoch meine größten Fans sind. Danke an Max und unsere zwei Monster zu Hause, dass ihr es nicht nur mit mir im Homeoffice ausgehalten habt, sondern auch meine größten Cheerleader wart. Ohne euch wäre die Schreiberei sehr einsam gewesen. Außerdem danke ich allen, die all das unbewusst möglich gemacht haben: den wundervollen Menschen auf allen Plattformen, die mir folgen, liken, teilen, kommentieren, an Stammtischen teilnehmen, Podcasts hören, mir Nachrichten schreiben und meine Inhalte feiern. Ohne euren Input, den ständigen Austausch und eure Offenheit mir gegenüber wüsste ich jetzt noch genau so viel über ADHS wie am Anfang meiner Reise. Ich wünsche uns allen, dass dieses Buch die Leute erreicht, die es lesen müssen.

Ihr seid genug.

SERVICETEIL

Meine Plattformen:

Instagram: Hier findet ihr hauptsächlich Kurzform-Content zu ADHS-Symptomen und Studien, aber auch ganz viel Lisa: Ich zeige meinen Alltag und die damit einhergehenden Probleme, teste alle möglichen Strategien aus dem ADHS-Universum und mache viele Umfragen mit der Community.

YouTube: Hier gibt es längere Videos zu verschiedenen ADHS-Themen: Medikamente, Selbstständigkeit mit ADHS, Strategien und vieles mehr. Außerdem gibt es einen wöchentlichen Body-Doubling-Livestream, bei dem ich gemeinsam mit euch meine Wohnung aufräume.

Discord: Hier findet der regelmäßige Stammtisch statt, außerdem gibt es hier Channels, in denen man mit anderen Leuten Body-Doubeln kann, Forenchannels zu verschiedenen Themen und eine Menge Austausch!

Podcast: wöchentliche Folgen zu bunt gemischten Themen rund um ADHS und Neurodivergenz mit meiner wundervollen Podcast-Partnerin Charlotte Suhr. Hier geht es manchmal lustig zu, manchmal etwas ernster.

Instagram-Accounts zum Thema ADHS: (Unvollständige Liste wunderbarer Accounts!)

@kirmesimkopf

@chaarlottchen

@kunterbuntsein

@goldorangen

@nessadhs

@guardianofmind

@lunarjess

@autism_adhd_cluster

u. v. m.

Websites:

- https://www.zentrales-adhs-netz.de/
- https://www.adhs-ratgeber.com/
- https://www.adxs.org/
- https://www.adhspedia.de/

Auflistung der ADHS-Spezialambulanzen in Deutschland:

- Berliner Charité
- Universitätsklinikum Bonn
- Universitätsklinikum Essen
- Universitätsklinikum Erlangen
- Universitätsklinikum Frankfurt
- Universitätsklinikum Freiburg
- Universitätsklinikum Hamburg Eppendorf
- Asklepios Klinik Nord-Ochsenzoll Hamburg
- Medizinische Hochschule Hannover
- Universitätsklinikum Leipzig
- Universitätsklinikum Mainz
- Zentralinstitut für Seelische Gesundheit Mannheim
- Klinikum der Universität München
- Universitätsklinikum Münster
- Bezirksklinikum Regensburg
- Universitätsklinikum des Saarlandes
- Universitätsklinikum Tübingen
- Universitätsklinikum Ulm
- Universitätsklinikum Würzburg

STICHWORTVERZEICHNIS